"이겨낼 수 있어요!"

대장암 뿌리 뽑기

이겨낼 수 있어요 대장암 뿌리뽑기
양형규, 정승규, 황재관

초판 1쇄 2011년 9월 9일
2판 1쇄 2013년 7월 12일
펴낸곳 와이엠비 YMB | **펴낸이** 양형규
등록번호 제13호(윤) | **등록일자** 1997년 4월 14일
주소 서울시 강동구 길동 424번지
전화 02)480-8011 | **팩스** 02)480-8209
홈페이지 www.yangh.co.kr | **이메일** yanghs@yangh.co.kr
편집디자인/인쇄 아텍디자인 02)2279-2214

값 12,000원
ISBN 978-89-94863-08-5
도서출판 YMB 2013, printed in Korea

잘못 만들어진 책은 교환하여 드립니다.

"이겨낼 수 있어요!"

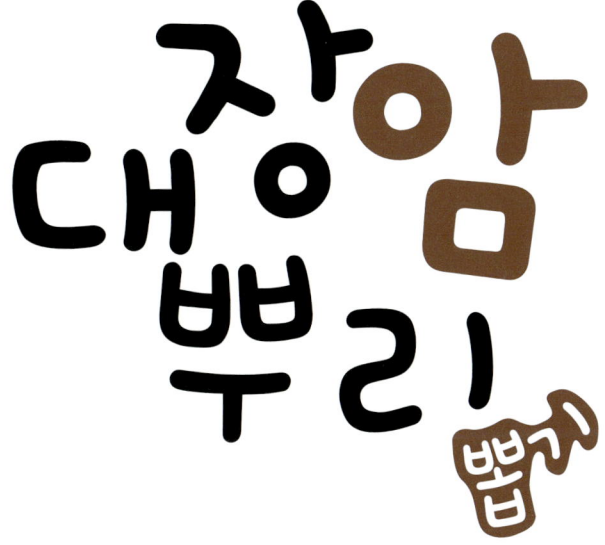

대장암 뿌리 뽑기

저자: 양형규 / 정승규 / 황재관

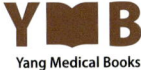

책을 펴내면서

3년 전 의사이며 신부이신 이태석 신부, 앙드레 김 등 유명인이 대장암으로 돌아가셨다. 한국의 슈바이처 이태석 신부님은 가난한 남수단을 바꿔놓을 수 있는 분이었는데 대장내시경을 단 한번만이라도 했더라면 진작에 발견할 수 있는 질환이었는데 너무나 안타깝기만 하다. 필자는 수술이 필요한 대장암 환자에게는 충분한 시간을 면담하고 수술 후에도 강의를 해주고 있으나 대장암 환자나 가족들은 무언가는 더 물어 보고 싶어 한다. 그래서 일반적인 암에 관한 책을 한권씩 나누어 주기도 했는데 대장암에 대해서는 미흡했다. 대장암 수술후 환자가 지켜야 할 생활, 운동, 식이 등에 관해서 정리하다보니 한권의 책이 완성되었다.

3년여 기간 동안 환자들을 면담하고 환자들이 궁금해 하는 내용을 중심으로 목차를 구성하였다. 크게 보면 대장암의 개요, 대장암의 수술, 수술이후 관리, 대장암의 예방과 정신치료라는 4가지로 구성되어 있고 관심 있는 내용을 쉽게 읽어 볼 수 있도록 21개의 장으로 분류하였다.

의료진의 입장에서도 대장암 진단에 따라 환자나 보호자에게 수술이 필요하다는 설명을 하게 될 때는 늘 마음이 아프다. 특히 수술 후 조직검사 결과가 좋지 않으면 환자에게 몇 일 얘기도 못하고 죄지은 듯 미안하며, 재발이 되면 더욱 더 마음이 아프다. 환자의 입장에서 보면 묻고 싶은 것은 많으나, 묻지 못하는 것도 많을 것이다.

암환자와 그 가족들을 위해 최선을 다해 현재 상황을 설명하고 앞으로의 치료 방향과 계획들에 대해서 함께 논의한다. 처음에는 불안해하고 우울했던 환자들도 수술 후 퇴원 무렵에는 웃음을 되찾고 힘찬 걸음으로 병원을 나서는 뒷모습에 보람을 느낀다.

  때때로 항암 치료를 받으며 힘들어 하시는 모습에는 증상 개선을 위해 노력하지만, 그저 안타깝기만 하다. 이 모든 어려운 시기를 넘겨 암을 이겨내고 오히려 수술 전보다 건강하게 살아가시는 분들을 볼 때면 마음이 뿌듯하다. 처음 시작은 우리 병원에 입원한 대장암 환자들의 궁금증을 풀어주기 위해 책을 쓰기 시작했지만, 점차로 내용을 보강하여 출판하게 되었다.

  같은 대장암이라도 긍정적인 생각을 갖고 심상 치료를 하면 결과가 좋다. 정신적인 치료, 좋은 식생활법, 운동 등도 대장암 투병에 너무 중요하여 그런 단원도 삽입하였다.

  그 동안 병원에서 대장암 치료를 받으셨던 분이나 앞으로 받으실 분들이 막연한 두려움을 버리고 우선 대장암이 무엇인지 확실하게 안 후에 자신 있게 대처하여 반드시 대장암을 이겨내고 뿌리 뽑을 수 있다는 확신을 가졌으면 한다.

2013. 3.
저자를 대표하여 / 양형규

목차

대장암의 개요

01 대장암 진단을 받았다면 12
- 내가 만약 대장암 진단을 받았다면
- 대장암 진단후 알아야 할 사항

02 대장암의 개요 19
- 대장의 구조와 기능
- 대장암이란
- 대장암에 잘 걸리는 사람

03 대장암의 증상 31
- 대장암의 일반적인 증상
- 부위에 따른 증상
- 대장암의 진행정도에 따른 증상
- 대장암과 증상이 비슷한 질환
- 혈변이 나올 경우 의심 질환

04 대장암의 진단 41
- 선별검사 - 대변 잠혈반응검사
- 직장수지검사
- 혈액으로 하는 종양표지자 검사
- 대장조영술
- S상결장검사
- 대장내시경검사
- 초음파검사
- CT 검사
- CT 가상내시경검사
- MRI 검사
- PET 검사

대장암의 치료

05 대장용종과 치료 60
- 대장용종의 분류
- 대장용종의 진단
- 내시경적 절제술 - 대장 용종의 치료
- 용종 절제 후 과정
- 대장 용종 치료 후 정기적 추적검사

CONTENT

06 조기 대장암의 치료 70
- 추가 장절제를 요하는 조기 대장암
- 내시경 절제 후 추적검사
- 조기대장암의 치료

07 대장암의 병기와 예후 75
- 벽침윤도
- 림프절 전이
- 병기분류
- 병기에 따른 치료 방법
- 병기에 따른 5년 생존율

08 대장암의 수술 83
- 대장의 절제
- 림프절의 절제
- 입원에서 퇴원
- 폐색성 대장암의 치료

09 대장암의 방사선 치료 94
- 방사선 치료의 적응증
- 직장암의 방사선 치료
- 방사선 치료 방법

10 직장암의 수술 101
- 직장암의 수술
- 경항문 종양 국소제거술

11 복강경 대장암의 수술 108
- 복강경 대장암 수술
- 복강경 대장암 수술 결과

목차

대장암 수술 후 관리 **3부**

12 대장암 수술 후 후유증 116
- 폐합병증   • 문합부 누출   • 장폐색
- 배뇨장애 및 성기능장애   • 배변습관의 변화
- 항문주위 통증

13 대장암의 항암요법 121
- 항암제 종류   • 대장암에 많이 이용되는 항암요법
- 항암화학요법 기간   • 항암치료의 부작용

14 방사선 치료 후 부작용 131

15 수술 후 추적 검사 134
- 수술 후 추적검사의 검사 항목
- 수술 후 재발부위와 검사 방법

16 재발 대장암의 치료 140
- 대장암의 재발   • 재발대장암의 치료

17 대장암의 수술 후 식이 151
- 수술환자의 영양관리   • 암 수술후 영양관리
- 항암투여 시 영양관리   • 항암제 부작용 시 영양관리
- 분자교정(비타민) 요법에 의한 암치료

CONTENT

18 장루관리 169
- 장루를 만드는 경우
- 장루의 종류
- 장루의 위치에 따라
- 장루의 관리
- 장루환자의 일상생활

대장암의 예방과 정신치료 **4부**

19 대장암의 예방 178
- 생활습관과 환경요인
- 암을 예방하는 식생활
- 암환자와 육류
- 암환자의 운동
- 정기적인 건강검진

20 말기암의 심상(이미지) 치료 196
- 암환자의 정신적 의지
- 암의 심상(이미지) 치료

21 말기암의 치료 210
- 말기암 환자의 통보
- 고식적 수술
- 방사선치료
- 항암화학요법
- 승상치료
- 통증치료
- 입원치료

부록 대장암 치료 후기 221

찾아보기 227

대장암의 개요

대장의 가장 중요한 기능은 대변을 만들고 배출하는 것이다. 우리가 섭취한 음식물은 위-십이지장-소장을 거쳐 대부분의 영양분을 흡수한 뒤 액체 상태로 대장에 넘어온다. 대장에서는 수분, 염화물 그리고 나트륨의 흡수를 담당하며, 일부 비타민 B군과 비타민 K를 포함한 비타민을 합성하고 대변을 만든다. 대장의 운동은 아침에 가장 활발하고 저녁에는 감소한다. 고지방식이나 고탄수화물은 대장의 운동성을 증가시키고 반대로 단백질은 운동성을 감소시킨다. 음식을 먹고 항문까지 나오는 시간은 식물성 위주의 식사를 하면 빠르고 육류를 많이 먹으면 늦어지게 된다. 설사는 대장의 수분 흡수능력이 떨어지거나 소장에서 너무 많은 내용물이 대장으로 넘어오는 경우 발생하게 된다. 반대로 변비는 대장의 운동성이 저하되거나 배변활동을 참게 되는 경우 대장 내에서 많은 수분이 흡수되어 변이 딱딱해져 발생할 수 있다.

01 대장암 진단을 받았다면

내가 만약 대장암 진단을 받았다면

54세 A씨는 약 3개월전부터 하루에 4~5번 대변을 보게 되었으며, 변에 피가 묻어 나왔다. 뭔가 이상을 느낀 A씨는 병원을 방문하였고 의사의 권유로 대장 내시경검사를 하였다.
대장 내시경검사 결과 S상결장(대장)에 종양이 발견되었다.

이제 어떻게 해야 하는가?
의사들은 대장내시경으로 대장에서 종양이 발견되었을 경우 육안으로도 대장암인지 아닌지는 대부분 알 수 있다. 그렇지만 확진을 위해 반드시 조직검사를 한다.
본원의 경우 대장암이 확실한 경우 우선 입원을 시키고, 정확한 진단을 위해 여러 가지 검사를 시행한다.
대장암으로 확실하게 판단되어도 환자나 보호자에게는 처음부터 대장암이라고 말하지 않는다. 처음에는 대장에 혹이 있다고 말하고 그날 오후 면담 때 종양이 있다고 말한다. 다음날 조직검사로

> 의사들은 대장내시경으로 대장에서 종양이 발견되었을 경우 육안으로도 대장암인지 아닌지는 90%이상 알 수 있다. 그렇지만 확진을 위해 반드시 조직검사를 한다.

암이 확진되면 대장암이라고 말해 준다. 환자와 보호자에게 암인 것 같다고 처음부터 솔직히 말해주는 것 보다는 조금씩 서서히 말해주고 있다. 마음의 준비 없이 갑자기 대장암이라고 하면 충격이 크기 때문이다.

어떤 검사를 해야 하나?

대장내시경 검사를 해서 대장암으로 의심되는 종양이 있으면 반드시 조직검사를 해야 한다.

조직검사로 대장암이 확진되면 대장암의 진행정도와 원격전이 여부 등을 확인하기 위해 다음과 같은 검사가 필요하다.

혈액검사

CBC(빈혈, 백혈구치, 혈소판치)검사, 간기능검사, 혈액형 검사, 혈액응고검사(PT, PTT), 종양표지자(CEA, Ca19-9, αFP)검사, 등을 한다.

복부 CT검사

종양의 크기, 주위 장기 침윤, 임파절 종대, 간전이 여부를 검사한다.

흉부 CT검사
폐 전이 및 다른 폐질환 여부를 검사한다.

대장조영술
대장내시경검사로 종양은 확인되었지만, 대장 전체중에서 암부위가 어디에 위치하는지, 장의 길이는 어떠한지 대장조영술을 통해 검사한다.

IVP(Intravenous pyelogram, 경정맥신우조영술)
대장암이 요관, 방광 등을 침윤했는지를 확인하기 위해 시행한다.

MRI(Magnetic resonance imaging, 자기공명영상) 검사
경우에 따라서 시행한다.

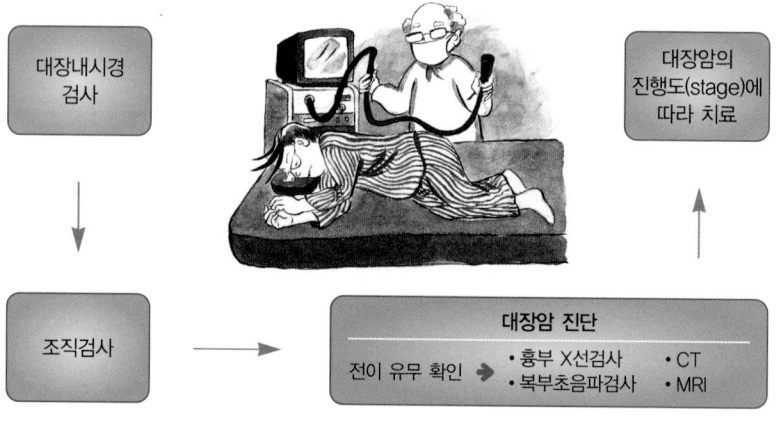

●● 암 발견부터 치료전까지의 과정

대장암 확진 후 추가검사 결과, 수술이 가능하다고 판단되어 담당주치의가 수술을 권유하면 환자와 가족들은 불안해하며 여러 가지 궁금한 점을 물어보게 된다.

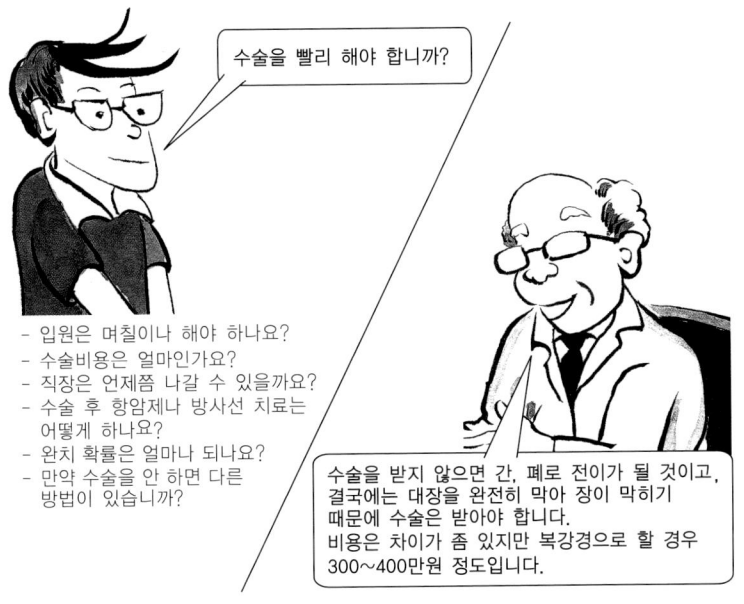

●● 환자나 보호자로서 궁금한 점

수술을 받지 않으면

대장을 완전히 막아 장이 터지는 일이 생기고 결국 간, 폐로 전이가 될 것이기 때문에 후에 수습을 하려면 대가가 너무 커진다.

항암화학요법은

수술 후 보조요법이지 수술을 대체할 수 없다. 방사선 치료도 역시 보조요법이다. 직장암은 방사선치료가 도움이 되나, 결장암은 대개 방사선 치료를 시행하지 않는다.

수술을 한다면
- 가능하면 빨리할 것을 권한다. 암이 퍼질 수 있기 때문이다.
- 입원 후 약 10일후면 퇴원할 수 있다. 수술 전 장청소가 1~2일 걸리며 수술 후 7~8일 입원을 해야 한다.
- 복강경수술이나 개복수술을 하지만, 최근에는 복강경수술을 하는 병원이 늘고 있고 결과도 좋다. 필자의 병원에서는 대장암의 95 % 이상을 복강경수술로 하고 있다. (11장 참조)
- 복강경으로 수술했을 경우 회복이 빠르고 직장에 빨리 복귀할 수 있다.
- 수술 후 조직검사결과 II기 후반부터는 항암치료를 한다. 결장암은 보통 방사선 치료를 하지 않는다.

수술 후 예후는
조직검사 결과를 보고 알 수 있다.

수술 후에도
5년간은 정기적으로 추적검사가 필요하다. 처음 2년간은 3개월에 한 번씩 다음 3년간은 6개월에 한 번씩 정기적으로 암의 재발이나 전이 여부를 알기 위해 추적검사를 해야 한다.

대장암 진단 후 알아야 할 사항

대장암 진단을 받았다면 침착하게 여러 가지 사항을 알아봐야 한다. 의사로부터 대장암 수술을 권유받았을 경우 현재의 상태와 수술하고 나서의 상태에 대해 물어봐야 한다. 궁금한 사항을 미리 적어 진료 시 주치의에게 주면 효과적인 면담이 이루어 질 수 있다.

- 대장암의 현재 상태는 어떤지?
- 전이된 곳은 없는지?
- 치료방침은?
- 어떤 수술을 예상하는지?
- 수술 시 위험성이나 합병증은?
- 수술 방법 중 개복수술과 복강경수술의 차이는?
- 수술 비용은?
- 말기암일 경우 수술을 하지 않고 대체할 수 있는 치료방법이 있는지?

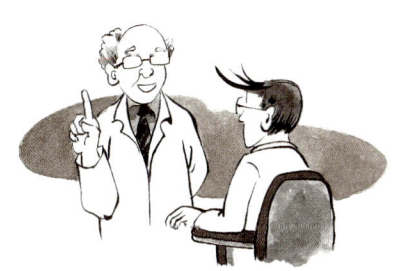

[대장암 진단 시 의사에게 물어봐야 할 사항]

구 분	알아야할 내용	비 고
병명	대장암인가? 어떤 대장암인가?	선암, 림프암
치료방침	수술여부, 수술전후 치료법	항암화학요법, 방사선치료
수술 내용	예정된 절제범위(수술범위)	림프절
수술 방법	개복수술인지 복강경수술인지?	
수술 후 합병증여부	문합부누출, 창상감염, 장폐색 등	
입원 시	언제 입원해야 하는지? 수술 날짜는? 입원기간은?	
퇴원 후 관리	일상생활 복귀, 직장 복귀는 언제쯤 가능한지? 추적검사는 어떻게 하는지?	

02 대장암의 개요

대장은 소장의 끝부분인 오른쪽 복부 밑에서 시작하여 위로 올라가 상복부를 가로질러 왼쪽 복부를 따라 아래로 내려가 에스상결장과 직장을 통하여 항문으로 연결되는 관 모양의 소화기관이다. 사람에 따라 다르나 길이는 약 150cm, 지름은 평균 5cm이다.

대장의 구조와 기능

대장은 맹장, 결장, 직장, 항문관 등 4부분으로 나누어진다. 결장은 다시 상행결장, 횡행결장, 하행결장 및 에스결장으로 나누어진다. 직장은 에스결장으로부터 연결되고 대변의 저장고 역할을 한다. 직장의 길이는 약 15cm이고 지름은 4.5cm 정도이다.

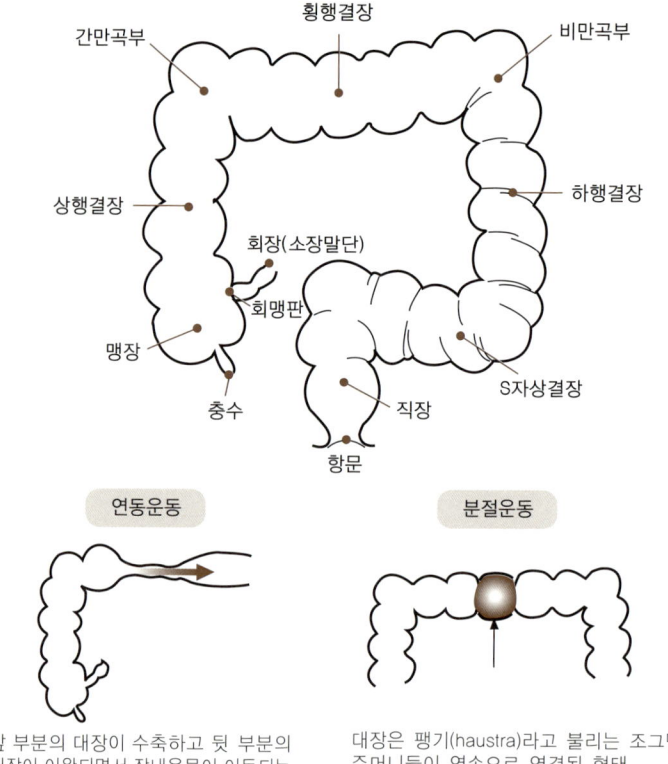

●● 대장의 구조

　대장의 가장 중요한 기능은 대변을 만들고 배출하는 것이다. 우리가 섭취한 음식물은 위-십이지장-소장을 거쳐 대부분의 영양분을 흡수한 뒤 액체 상태로 대장에 넘어온다. 대장에서는 수분, 염화물 그리고 나트륨의 흡수를 담당하며, 일부 비타민 B군과 비타민 K를 포함한 비타민을 합성하고 대변을 만든다.

대장의 가장 중요한 기능은 대변을 만들고 배출하는 것이다. 우리가 섭취한 음식물은 위-십이지장-소장을 거쳐 대부분의 영양분을 흡수한 뒤 액체 상태로 대장에 넘어온다.

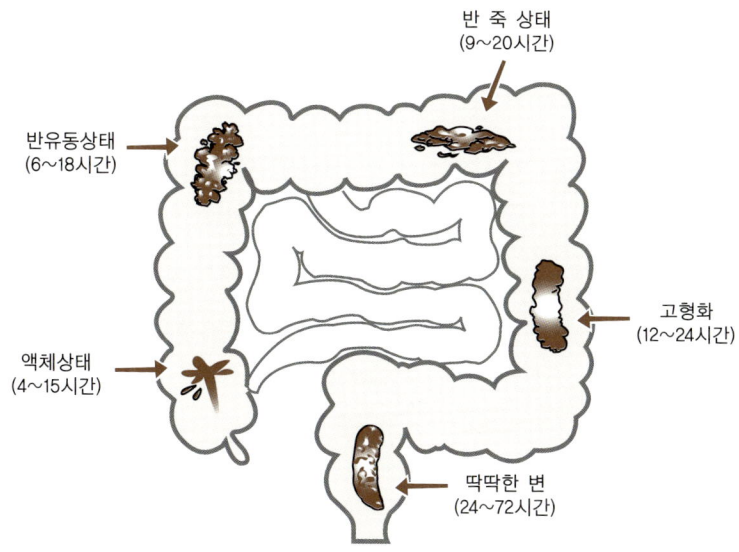

●● 식사 후 시간에 따른 변의 상태

　대장의 운동은 아침에 가장 활발하고 저녁에는 감소한다. 고지방식이나 고탄수화물은 대장의 운동성을 증가시키고 반대로 단백질은 운동성을 감소시킨다. 음식을 먹고 항문까지 나오는 시간은 식물성 위주의 식사를 하면 빠르고 육류를 많이 먹으면 늦어지게 된다.
　설사는 대장의 수분 흡수능력이 떨어지거나 소장에서 너무 많은 내용물이 대장으로 넘어오는 경우 발생하게 된다. 반대로 변비는 대장의 운동성이 저하되거나 배변활동을 참게 되는 경우 대장 내에서 많은 수분이 흡수되어 변이 딱딱해져 발생할 수 있다.

대장암이란

대장암의 발생

대장암의 대부분(95% 이상)은 샘암(선암)이며, 그 외에 편평상피암, 유암종(칼시노이드), 악성림프종, 간질종양(G,I,S,T) 등도 있다. 샘암이란 대장에서 점액을 분리하는 점액샘에서 발생한 것으로 2가지 경로로 발생한다. 한 가지는 용종 특히 점액샘의 양성 샘종(선종)이 생겼다가 암으로 발전한 것이고, 나머지 한 가지는 점막에서 샘종 같은 것을 거치지 않고 직접 암이 생긴 것으로 드노보암(드노보는 새롭다는 뜻)이라고 한다.

대장암의 발생경로
용종(선종)에서 진행된 암(선종 진행암) – 95%
처음부터 암으로 발생한 암(드노보암, de no-vo) – 5%

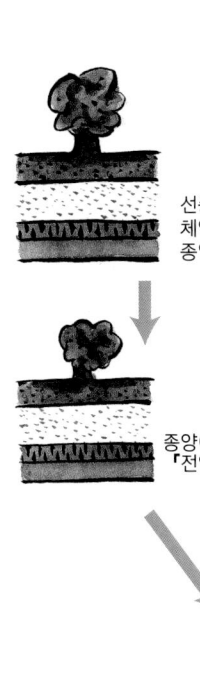 선종성 용종.
체액을 분비하는 샘이
종양이 된다.

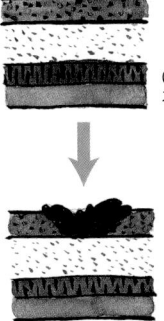 아무 이상이 없는
건강한 점막세포

종양이 악성화하여
「전암 병변」으로

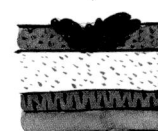 평탄한 암세포
발생(드노보암)

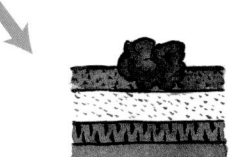 조기암.
암세포가 점막층에
국한되어 있다.

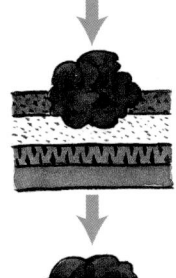 점막하조직까지 도달하면
조기암이라도 림프관,
혈관에의 전이가 시작된다.

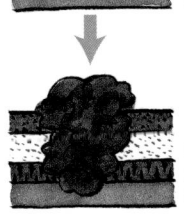 진행암.
고유근층을 넘어 장막을
파괴하고 장 밖으로 진행.

●● 선종이 암으로 변하는 과정

대장암이 가장 많이 발생하는 부위는 직장이다. 전체 대장암의 40~50%가 직장에서 발생하는데 우리 몸속에 변이 가장 오래 머무는 곳이 바로 직장이기 때문이다. 서울양병원에서 2008년~2009년에 대장암 진단을 받은 환자를 대상으로 조사한 바에 의하면 직장이 47%, 에스장결장이 35%, 상행결장 10%, 횡행결장이 5%, 하행결장이 3%로 나타났다.

여러 연구들을 종합해 보면 S장 결장과 직장에서 대장암의 약 60~70%가 발생한다. 이것은 대변이 이곳에 저장되어 대장과 접하는 시간이 많기 때문이다. 다음으로는 상행결장으로 약 20%를 차지한다. 역시 상행결장에서도 장 내용물이 오래 머무르기 때문이다. 횡행결장과 하행결장은 장 내용물이 빨리 지나가기 때문에 암 발생빈도가 각각 5% 정도로 낮다.

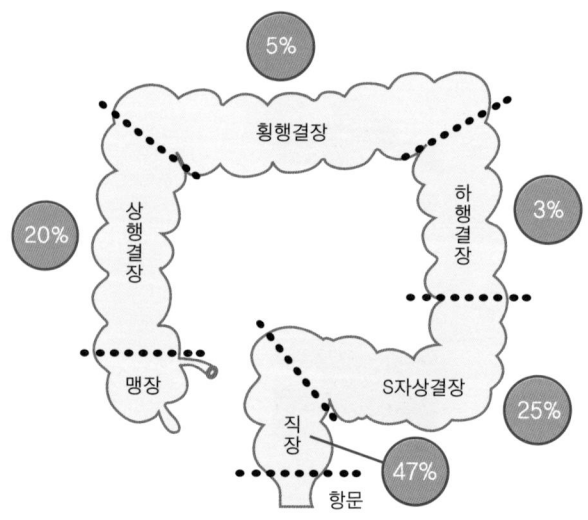

●● 대장암 발생부위에 따른 빈도

대장암에 잘 걸리는 사람

대장암의 발병 위험요인으로는 환경요인과 유전적요인이 있는데 후천적인 환경요인이 더 중요하다. 최근에 대장암 발생이 급격하게 늘고 있는 것은 식생활의 급격한 서구화, 특히 동물성 지방이나 단백질의 과다 섭취를 그 원인으로 보고 있다.

대장암 발병의 유전적인 요인은 약 15% 정도로 알려져 있는데, 대장암 환자가 친족중에 있는 경우 대장암 발병이 일반인에 비해 2~5배 증가하기 때문에, 대장암 환자의 친족들은 대장검사를 정기적으로 해 보아야 한다. 젊은 나이에 대장암의 진단을 받게 되면 우선 유전적인 요인을 고려해야 한다.

대장암 발병 가능성이 높은 인자는 식생활 습관, 선종성 용종, 유전적 요인, 염증성 장 질환, 육체적 활동량, 높은 연령 등 6가지로 나눌 수 있다.

식생활 습관

식생활은 대장암 발병에 영향을 미치는 가장 중요한 요인이다. 선진국일수록 육류섭취가 많으며, 대장암의 발병률이 높다.

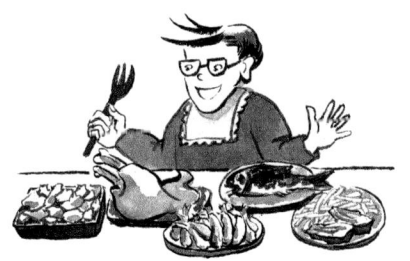

우리나라도 최근 8년간 대장암 빌냉률이 2.8배 증가하였으며 최근 20년간 약 5배 정도 증가되

었다고 추정된다. 이것은 진단기술의 발달과 정부의 지속적인 국민건강검진 장려정책의 결과이기도 하지만 육류섭취 등 식생활 습관이 가장 크다고 할 수 있다.

선종성 용종(폴립)

용종이란 장 점막의 일부가 주위 점막 표면보다 돌출하여 마치 혹처럼 형성된 병변을 말한다. 용종은 양성종양이지만 그 중 조직학적으로 선종성 용종이라 불리는 용종은 대장암으로 진행하는 것으로 알려져 있다.

선종성 용종은 크기가 클수록(표면 직경 1.0cm 이상), 이형성이 높을수록, 그리고 융모성 성향을 보일수록 암이 될 가능성이 높다.

유전적 소인

가족성 용종증이나 유전성 비용종증 대장암은 유전되는 대장암으로 전체 대장암의 0.5~1% 미만이며, 부모나 형제 중에 한명이 대장암이 발생했다면 보통 사람보다도 대장암에 걸릴 확률이 2~3배 높아지기 때문에 40세가 되면 증상이 없더라도 대장 내시경검사를 받아야 한다.

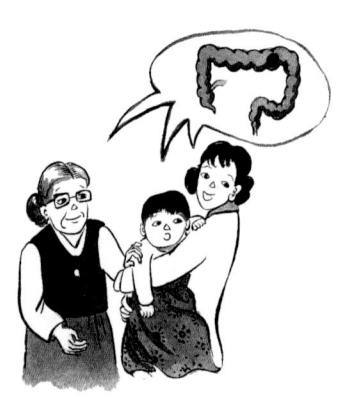

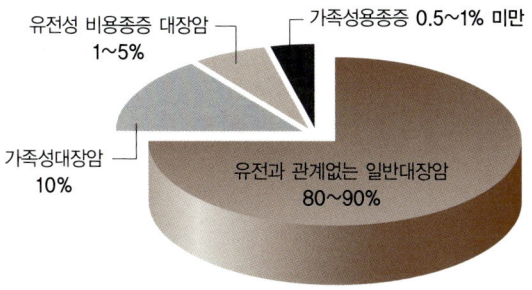

●● 유전적 소인에 따른 대장암 분포

아버지가 대장암 수술, 자식에게 발생할 위험도는?
집안에 대장암 환자가 있는 경우가 없는 경우보다 대장암의 위험도가 높다. 그러나 이 경우가 모두 유전성 대장암에 해당되는 것은 아니다. 오히려 같은 생활환경이나 습관에서 암이 잘 생기는 것이라고 보는 것이 타당하다. 부모나 형제 중에 대장암 환자가 한 명 있으면 일반인보다 2~2.5배, 두 명 이상이면 4~4.5배, 45세 이전에 대장암이 발생한 환자가 있으면 3.5배 가량 위험성이 증가하는 것으로 알려져 있다. 따라서 이러한 경우는 대장암의 조기 검진을 40세 이전에 하는 것이 좋다.

육식을 하면 왜 대장암이 많이 발생하는가?

대장의 병을 초래하는 원인은 생활습관과 많은 관련이 있다. 장은 음식의 영향을 받기 쉽고 특히 육류를 자주 먹는 사람은 대장암이 발생될 확률이 높아진다.

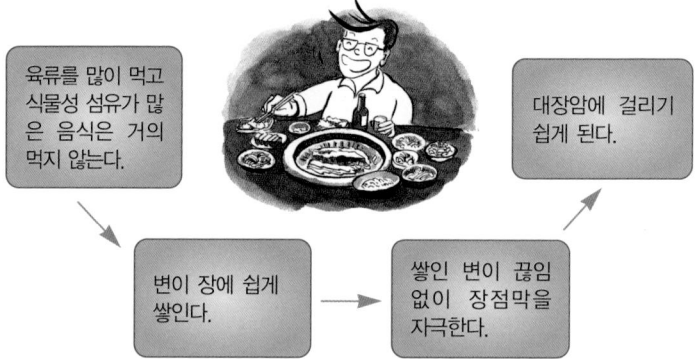

염증성 장질환

염증성 장질환에는 궤양성 대장염과 크론씨병 등이 있는데 이 질환이 있을 경우 대장암 발병위험은 4~20배로 상승하고, 이로 인한 대장암은 일반 대장암보다 20~30년 일찍 발병하는 것으로 알려져 있다.

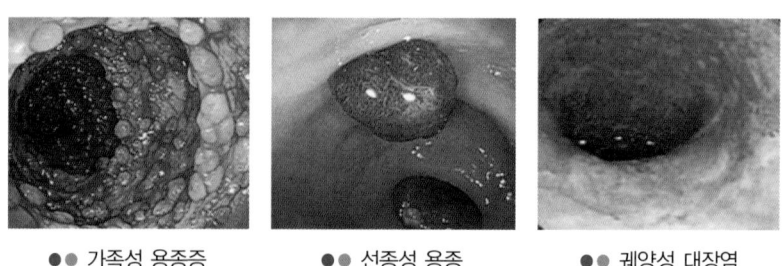

●● 가족성 용종증　　●● 선종성 용종　　●● 궤양성 대장염

궤양성 대장염
대장의 만성, 재발성 궤양으로 염증이 주로 점막 및 점막 하부에 일어나는 원인 불명의 대장염, 임상적으로는 경련성의 복통과 직장출혈, 혈액, 고름 및 점액을 포함한 설사가 특징이다.

크론병
소장이나 대장의 만성 육아종성 염증성 질환. 종종 장폐색 혹은 농양, 장천공을 일으키고 재발이 흔하다.

육체적 활동량

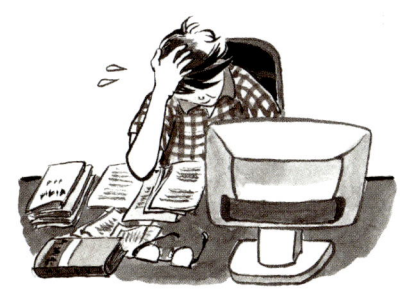

최근 대장암 발생률이 높은 서구국가를 중심으로 수행된 연구들에 따르면, 노동량이 많은 직업군에서 대장암의 발생 위험이 감소되며, 일과시간뿐 아니라 여가 시간에서의 육체적 활동량도 대장암의 발생위험을 낮춘다고 알려져 있다.

신체활동이나 운동은 장의 연동운동을 촉진시켜 대변의 장내 통과시간이 짧아지게 함으로써 대변 내 발암물질과 장 점막이 접촉할 시간이 줄어들게 되어 발암과정을 억제하게 된다.

대장암과 직업

특정 직업이 대장암과 직접적인 관계가 있다고 말할 수는 없다. 그러나 스트레스를 많이 받거나 오랜 시간 앉아서 일하는 사무직, 육체활동이 부족한 경우, 장운동의 부족과는 관련성이 있다. 스트레스를 풀기 위해 술을 많이 먹거나 담배를 많이 피운다면 그렇지 않은 사람에 비해 대장암에 걸릴 확률은 높다.

고연령층

대장암은 60세 이상 비율이 65.6%(2009년 건강보험진료 환자 분석)를 차지할 정도로 고연령층에 많이 분포되어 있다.

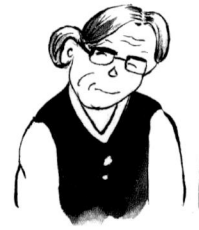
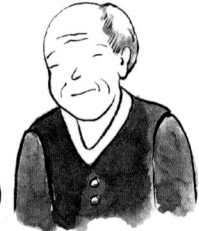

03 대장암의 증상

대장암 초기(1기, 2기)에는 증상이 없어 암이 진행되고 나서 발견되는 경우가 많다. 필자의 병원에서도 건강검진을 하다가 우연히 대장암으로 진단받는 경우가 많다.

그러나 3기 이상의 진행된 암에서는 여러 증상이 나타난다.

대장암의 일반적인 증상

혈변

배변시 항문으로 출혈이 되는 경우 98%는 항문질환 때문이고 약 2%는 대장질환이 원인이다. 항문으로 출혈이 되는 내장질환은 대장암, 궤양성 대장염, 크론병, 대장게실 등이 있다.

항문으로 출혈이 되는 경우 단순히 치

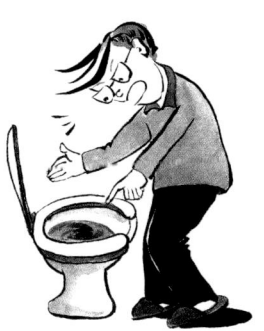

대장암으로 인한 출혈은 피가 변에 섞여 나오는 경우가 많고, 1개월 이상 지속되어 나오거나 피가 검붉은 색을 나타낸다. 항문에서 가까울수록 선홍색의 피가 나고 멀수록 검은색의 피가 난다.

질때문이겠지 하고 있다가 대장암을 놓치는 경우가 많다.

 감별점은 항문질환으로 인한 출혈은 대개 배변시 피가 뚝뚝 떨어지거나 휴지에 묻는 경우가 많으며 1~2일 지속되다가 중단되는 경우가 많다.

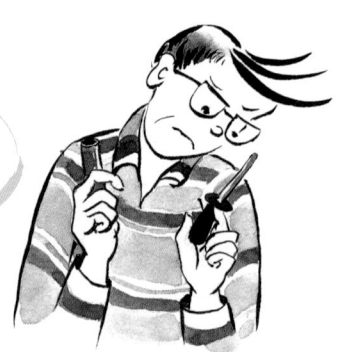

혈변
문자대로 변에 혈액이 섞인 것.
출혈부위에 따라서 색이 틀리다.
병변부가 직장이라면 빨간 색이고,
몸 안쪽일수록 검게 된다.

점혈변
변에 점액과 혈액이 붙어있는 것.
장내에 궤양 등이 생겨서
변에 점액이 묻어있다.

출혈
배변시 이외에 출혈된다.
직장 병변이나 항문부 치핵 등
이상이 있는 경우가 많다.

잠혈
겉보기에는 보통변과 똑같지만
혈액을 포함하고 있는 변.
검사를 해야 알 수 있다.

육안으로 알 수 없는 잠혈변을 발견하기 위해서는 정기적인 대변검사를 받으면 도움이 된다.
국민건강보험공단에서 실시하는 건강검진을 통해 대변잠혈검사를 받을 수 있다.

●● 여러 가지 혈변의 종류

대장암으로 인한 출혈은 피가 변에 섞여 나오는 경우가 많고, 치질은 출혈이 2~3일 나오다 중단되지만 대장암은 1개월 이상 피가 지속되고, 피가 검붉은 색을 나타낸다.

항문에서 가까울수록 선홍색의 피가 나고 멀수록 검은색의 피가 난다. 또 피가 나면서 점액이 같이 나오거나 악취가 나면 대장암을 의심할 수 있다.

복통

대장암으로 대장이 완전히 막히거나 부분적으로 막혀서 대장 내용물의 진행이 잘 안 되어 정체되면 복통이 생긴다. 뻐근하게 아프면서 배가 더부룩한 느낌이 있고 소화가 잘 안되면 대장암을 의심하여 대장 내시경을 받아 보는 것이 좋다.

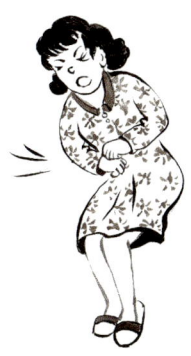

복통이 있을 때 대장질환
대장암, 염증성 장질환, 대장 게실염, 장염전, 장폐색, 급성충수염, 급성장염, 허혈성대장염, 과민성장증후군, 변비

대변을 자주 보거나 가는 대변

직장암인 경우 대변을 하루에 5번 이상 보기가 쉽다. 직장암이

있으면 우리 몸에서는 직장암으로 직장의 압력이 높아진 것을 대변 때문에 압력이 높아진 것으로 착각하여 대변이 자주 마렵게 되고, 배변 후에도 또 보고 싶은 증상(잔변감)이 있게 된다. 또한 대장암이 있으면 대변이 가늘어지는 경우가 많다.

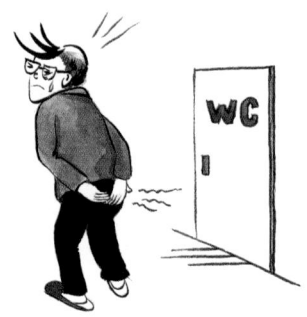

변비나 설사

대장암이 있으면 대장 내용물이 지나가는 것을 방해해서 며칠씩 대변을 보지 못하는 경우가 생길 수 있고 대변을 자주 볼 때는 설사가 생길 수 있다.

대장암이 커지면 복부에서 만져지는 경우도 있다. 원인을 알 수 없는 빈혈이 있으면 대장암이나 위암으로 인한 출혈 가능성이 높으므로 대장 내시경과 위내시경검사를 반드시 받아 보는 게 좋다. 또한 2개월간 5Kg 이상의 체중감소가 있으면 대장암이나 위암을 의심해 볼 수 있다.

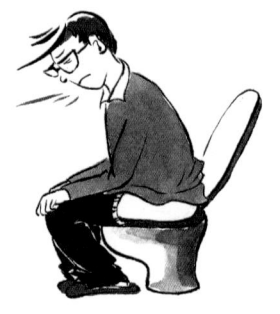

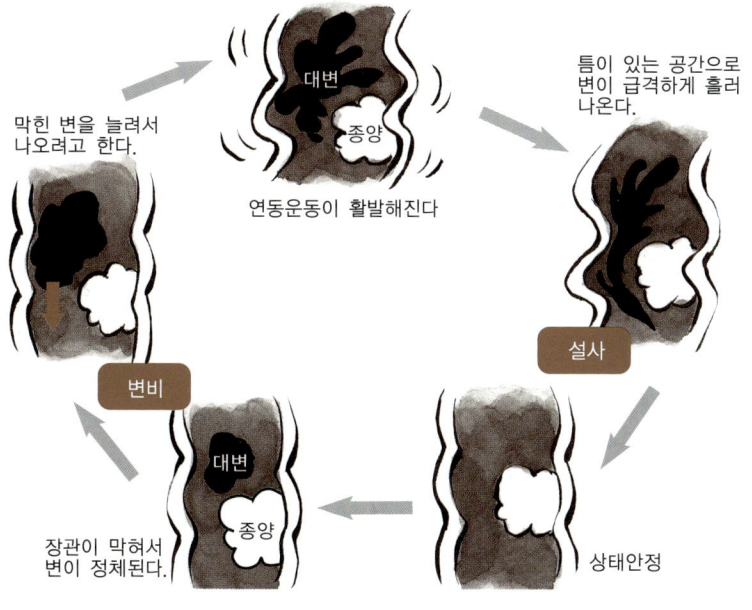

●● 대장암 때문에 생기는 변비, 설사의 원인

부위에 따른 증상

대장암은 다양한 증상을 일으킬 수 있지만 증상이 없는 경우도 있다. 겉으로 증상이 나타나면 암이 상당히 진행되었다고 보아야 한다. 암이 대장의 어느 부위에 있는지, 어떤 모양인지에 따라 증상이 다양하게 나타난다.

우측결장(맹장, 상행결장)에 생기는 종양은 장의 내경이 크고, 대변이 묽은 상태이기 때문에 장폐색을 일으키는 일이 별로 없다. 대신 우측에서 생기는 종양은 대개 만성적인 출혈을 유발하고 그 결과 빈혈을 일으킨다. 반면 좌측결장(하행결장, 에스결장)에 생기는 종양은 장이 비교적 가늘기 때문에 흔히 장폐색 증상을 나타내고 대부분의 환자들은 배변 습관에 변화가 생겼다고 호소한다. 직장에 암이 생기는 경우에는 변비 혹은 설사, 혈변, 배변 후 변이 남은 느낌, 배변 시 통증 등이 나타난다.

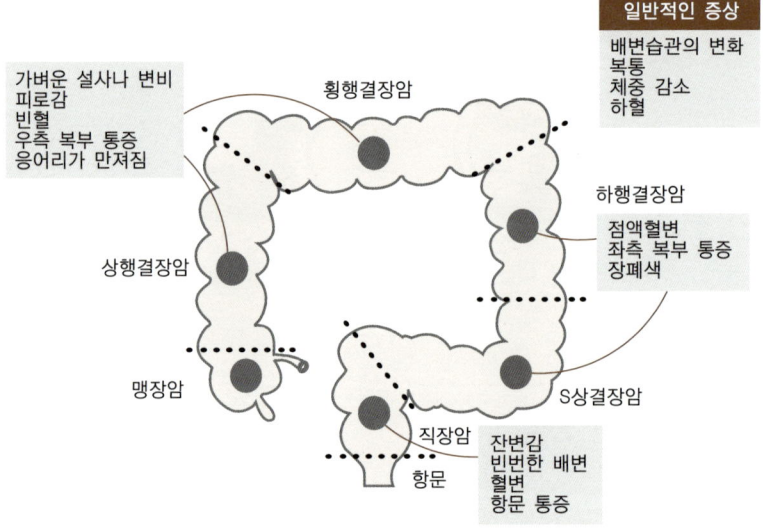

●● 대장암의 위치에 따른 증상

대장암의 진행정도에 따른 증상

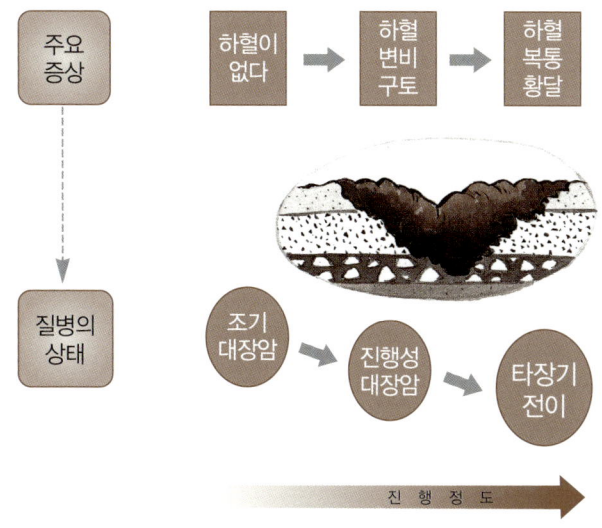

●● 대장암의 진행정도에 따른 증상

대장암과 증상이 비슷한 질환

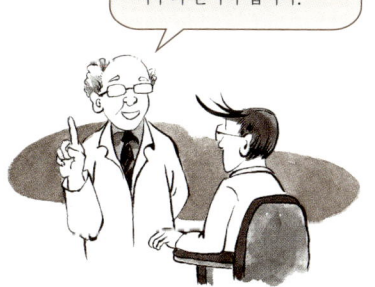

대장암은 70%이상 완치되는 암이므로 전혀 두려워하지 말고 증상이 있으면 검사부터 받아야 합니다.

대장암의 가장 중요한 증상은 항문으로 출혈을 하는 것인데 1개월 이상 지속되면 반드시 대장 내시경 검사를 받아야 한다. 어떤 직장암 환자는 8개월 동안 출혈이 계속되어 자신도 대장암을 의심했으나 암 진단을 받을까 두려워 병원을 찾지 않았다고 한다.

과민성 대장

용변을 매일 3~4회 보고 복통이 있으면 대장암과 구분이 어렵다. 대장내시경 검사를 정기적으로 받아 감별해야 한다.

궤양성 대장염, 크론병

점액혈변이 나오면서 설사가 나와서 대장암과 구별이 잘 안되는 경우도 있다. 또한 궤양성 대장염이나 크론병이 있는 사람은 대장암 발생비율이 높아 대장 내시경검사를 일년에 한번 정도 받아야 한다.

대장 게실

출혈될 수 있으며 게실염일 때는 복통이 있을 수 있다. 때문에 대장 내시경, 대장 조영술, 복부 CT촬영 등으로 감별 진단을 요한다.

대장 용종

출혈될 수 있고 종괴가 있어 구별이 어렵다. 대장용종 중에서 샘종(선종)은 대장암으로 진행될 수 있다. 그렇기 때문에 대장 용종 진단을 받은 사람은 정기적인 대장내시경 검사가 필요하다.

[대장암과 치질의 출혈 차이점]

질환	대장암	치질
대변상태	피가 섞여 있다	피가 섞여 있지 않다
배변 시 출혈	없다	많다. 휴지에 피가 묻거나 피가 뚝뚝 떨어진다.
피의 색	약간 검붉은 색 단, 직장암은 선홍색일 수 있다.	선홍색
기간	1개월 이상 계속된다.	대개 일주일 이하로 간헐적이다.

　변상태를 자세히 체크해도 치질과 대장의 질병을 일반인은 구분하기 힘들다.

　용변을 볼 때 피가 뚝뚝 떨어지면 놀랐다가도 다음에 괜찮으면 그냥 넘어간다. 별다른 통증도 없고, 대변 볼 때만 피가 보였다가 멈추기 때문이다. 하지만 항문에서의 출혈은 가벼운 치핵의 증상일 수도 있지만 대장암의 징후일 수도 있다.

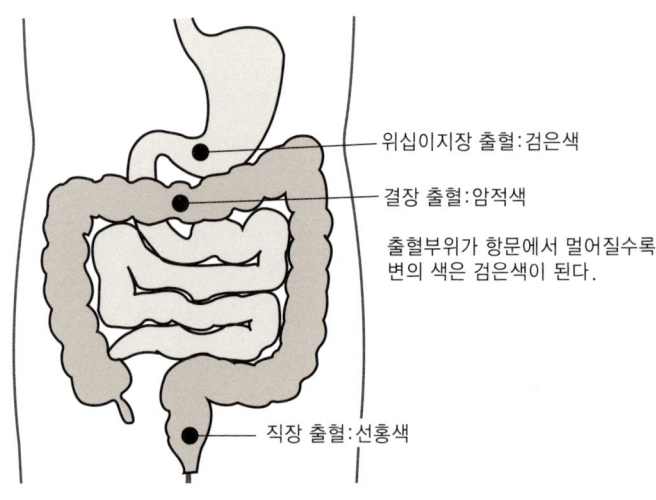

●● 소화관 출혈위치에 따른 혈변의 색

혈변이 나올 경우 의심 질환

치핵, 치열, 궤양성 대장염, 크론병, 대장암, 허혈성 대장염, 대장게실, 위궤양, 십이지장궤양

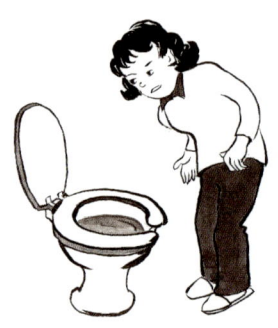

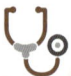

치질이 오래되면 암이 되나요?
치질이 아닌데도 치질이라고 생각하고 장기간 방치하는 경우가 있다. 또한 변에 혈액이 묻어나오거나 휴지에 혈액이 묻는다면 직장암의 증상일수도 있으므로 이런 증상이 나타날 경우 대장항문 전문의사와 상의하는 것이 좋다. 치질이 직장암이나 항문암의 전암 병소라는 증거는 없다.

04 / 대장암의 진단

대장암 검사 방법으로는 대변잠혈반응검사, 바륨대장조영술, 에스결장경검사, 대장내시경검사 등이 있다. 대변잠혈반응검사는 간편하게 검사할 수 있어 선별검사로 많이 시행하고 있으나 검진 방법으로 정확성은 떨어지는 것으로 알려져 있다. 대장조영술은 크기가 큰 진행된 암의 진단에는 대장내시경검사와 진단율에 차이가 없지만 크기가 1cm 이하의 용종이나 조기 대장암의 경우 20~50%에서 발견이 안 될 수 있다. 따라서 이 검사는 대장내시경 검사를 시행할 수 없는 경우 차선책으로 시행하는 검사이다. 대장내시경검사는 진단과 동시에 용종에 대한 절제를 함께 시행할 수 있는 검사로 대장암 진단의 정확도가 가장 높다고 할 수 있다.

선별검사인 분변잠혈검사는 대장암을 선별하는 검사 중 가장 많이 사용하는 방법으로 대변에 혈액이 섞여 있는지를 알아보는 검사법이다.

선별검사와 진단검사

선별검사란 증상이 없는 사람들을 대상으로 특정한 질환이 있는지 알아보기 위한 검사이다. 선별검사에서 음성이라고 해서 반드시 질환이 없는 것은 아니다.

진단검사란 증상이 있거나 선별검사에서 이상이 있는 사람을 대상으로 특정질환이 있는지를 알아보는 검사로 대개의 경우 여러 검사를 시행한 후 종합하여 판정한다.
- 음성 : 질환이 없는 상태, 정상상태
- 양성 : 질환이 있는 상태, 비정상상태

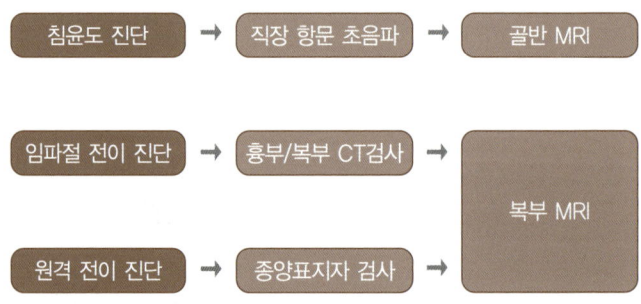

●● 대장암의 검사 목적에 따른 검사법

[대장암 진단방법]

구 분	검사법	장 점
선별검사	대변잠혈반응검사	간편한 방법, 저렴한 비용
간편검사	직장수지검사	직장암의 50%는 진단이 가능하다.
혈액검사	CEA암표지자검사	암수술 및 치료 후의 경과 관찰과 암 재발 및 전이
확진검사	대장내시경검사	대장암 조기 발견 용종시 제거가 가능하다. 조직검사 후 확진한다.
병기 확정	조직검사	대장암 수술 후 떼어낸 조직으로 조직검사를 하면 병기가 확정된다.
병소위치확인	대장조영술	통증이 적고 검사가 용이하다.
간 전이, 폐, 림프절 전이	CT, MRI, PET	원격전이에 좋은 검사법이다.

선별검사 – 대변 잠혈반응검사

대장암을 선별하는 검사 중 가장 많이 사용하는 방법으로 대변에 혈액이 섞여 있는지를 알아보는 검사법이다. 저렴한 비용과 검사방법이 간단한 장점이 있지만, 양성으로 나올 경우 대장용종이 나올 확률이 30~50%, 대장암이 발견된 확률이 3~5%정도이다.

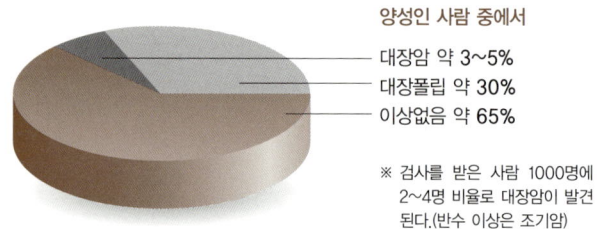

양성인 사람 중에서
대장암 약 3~5%
대장폴립 약 30%
이상없음 약 65%

※ 검사를 받은 사람 1000명에 2~4명 비율로 대장암이 발견된다.(반수 이상은 조기암)

    대장암의 경우 대장암 표면에 궤양이 있어서 굳은 대변이 자극하면 적은 양의 피가 대변에 섞이게 되는데 대변잠혈반응검사로 이것을 확인할 수 있다. 그러나 잠혈반응 검사가 양성이라고 해서 모두 대장암이라고 할 수는 없다. 반대로 대장암 환자의 절반정도에서만 잠혈검사가 양성으로 나오므로 잠혈반응 검사가 음성이라고 해서 대장암이 아니라고 단정지을 수 없다. 선별검사에 이용되고 있으나, 정확도가 떨어져 확정 진단에 이용되지 않는다.

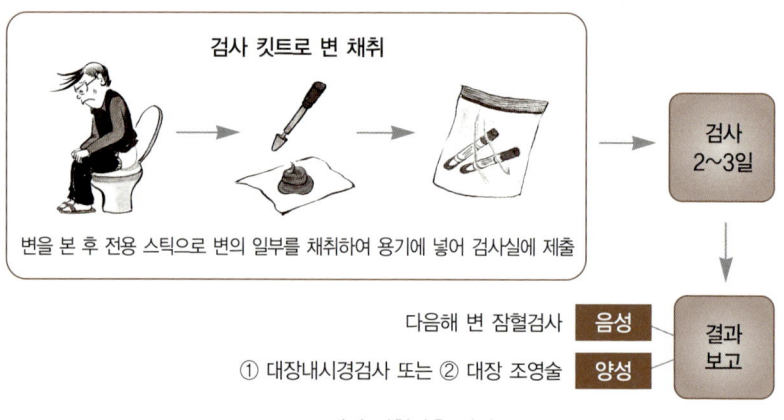

●● 대변 잠혈반응 검사

의사의 손으로 암을 찾는 직장수지검사

대장암을 의심하는 환자뿐만 아니라 직장, 항문질환으로 병원을 방문한 환자에게 가장 먼저 실시하는 진단법이다. 의사가 윤활제를 바른 장갑 낀 손을 직장에 삽입하여 비정상적인 덩어리가 만져지는지 보는 검사로 항문에서부터 약 9cm까지의 직장을 만져 볼 수 있기 때문에 직장암의 약 50%, 대장암의 약 20%가 직장수지 검사만으로도 진단이 가능하다.

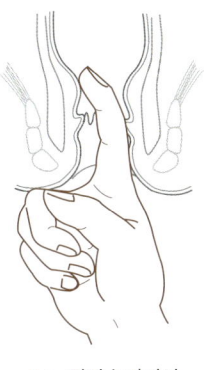

●● 직장수지검사

혈액으로 하는 종양표지자 검사

CEA(Carcinoembryonic Antigen, 암 태아성 항원)는 태아시기에 정상적으로 만들어지는 일종의 당단백질이다. 정상적으로는 태어나기 전에 이 물질의 생산이 중단된다. 그러므로 성인에게서 신생아보다도 더 높은 CEA의 수치가 보인다면 이것은 대장암이나 다른 암이 있을 가능성이 있음을 의미한다. 따라서 이 검사는 대장암의 수술 전 단계나 암 치료의 효과를 검사하기 위해서 또는 대장암과 다른 암의 재발 확인을 위한 검사에서 보조적으로 쓰인다.

암의 조기발견보다는 암수술 및 치료 후의 경과 관찰과 암 재발 및 전이 등을 알아 보는데 유용한 검사이다.

[대장암 재발 시 수치가 상승되는 비율]

CEA	85%
Ca-19-9	50%

X선 투시장치를 이용하여 암을 찾는 대장조영술

하제로 대장 내부를 깨끗하게 청소한 다음 항문을 통해 작은 튜브를 삽입하고 바륨이라는 조영제와 공기를 대장 내에 넣어 바륨

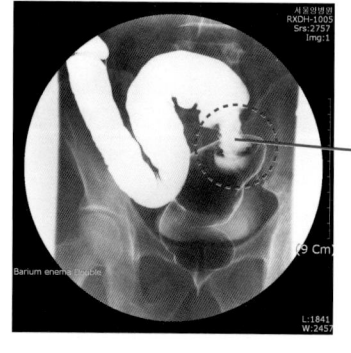

➡ 직장암 부위
직장암 때문에 생긴
사과를 먹고 남은(애플코어) 모양

●● 직장암의 대장조영술 소견

으로 대장 점막을 도포하고, 공기로 대장 내강을 확장시킨 후 X-선 투시장치로 영상을 얻어 검사하는 방법이다.

대장내시경검사에 비해 통증이 적고 검사가 용이하며 대장암 병소 위치를 정확히 알 수 있는 장점이 있지만 정확성은 대장내시경에 비해 떨어진다.

대장 내에 분변이 남아 있으면 용종과의 구별이 어렵고, 용종이 작은 경우나 조기 대장암은 대장이 겹쳐 보이기도 하여 진단이 어려운 단점이 있다. 또한 용종을 제거하거나 암이 의심되는 경우에 확진을 위한 조직검사를 위해 대장내시경검사를 추가로 해야 한다. 따라서 대장암의 진단에 대장조영술과 대장내시경 검사를 하나만 추천하라고 하면 우선 대장내시경 검사를 추천한다.

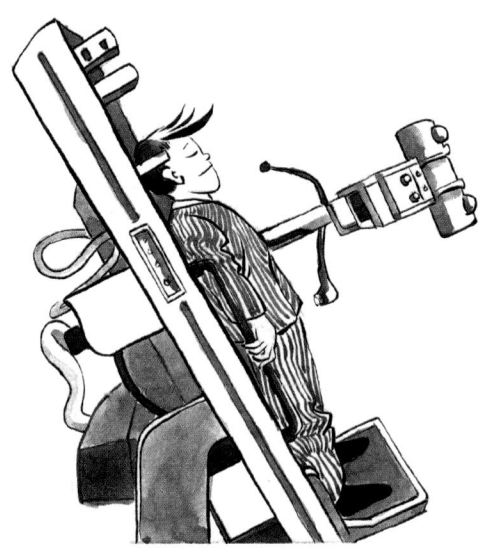

●● X선 촬영(대장조영술)

대장의 일부를 검사하는 S상결장검사

S상결장검사는 길이가 25cm인 경성 S상결장경과 길이가 약 60cm까지 관찰 가능한 연성 S상 결장경이 있다.

연상 S상결장경은 길이가 짧은 대장내시경이라고 생각하면 된다. 최근에는 대장내시경이 보편화됨에 따라 경성 S상결장경을 많이 사용하지 않는다. 보통 장청소를 완벽하게 하지 않고 관장만 하고 즉시 볼 수 있는 장점이 있고 항문에서 약 60cm만 관찰해도 대장암의 60~70%는 이 부위에 포함되므로 대장내시경을 받기 어려운 경우에는 연성 S상 결장경과 대장 조영술로 대체하기도 한다.

확진이 가능한 대장내시경검사

대장 내시경 끝에 카메라가 달려있는데 이 특수한 내시경 카메라를 항문을 통해 대장으로 넣어 대장내부를 관찰하기도 하고 대장용종을 떼 내어 조직검사 등을 시행하기도 한다. 내시경으로 대장내부 및 대장과 인접한 소장의 말단 부위까지 관찰한다.

대장내시경 검사는 여러 검사법 중에서 대장암을 조기에 발견하거나 용종을 찾는 데 가장 정확할 뿐만 아니라 용종을 발견 시 내시경을 통해 제거가 가능하므로 가장 이상적인 방법이라고 할 수 있다.

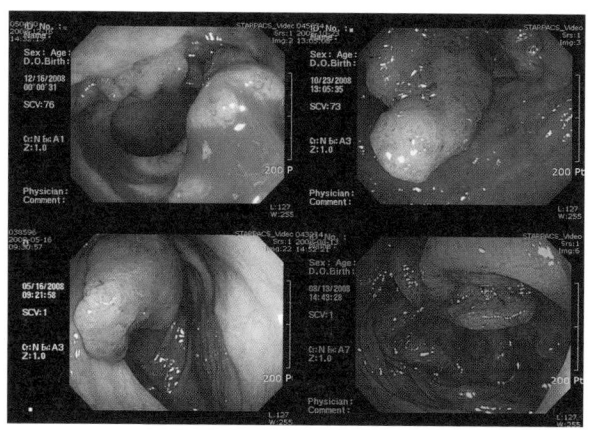

●● 대장내시경검사 결과 대장암으로 의심된 사진

금식 및 대장정결제(관장약) 복용

대장정결제(관장약) 복용은 검사를 위한 가장 중요한 준비단계이다. 검사를 오전에 하는 경우, 전날 저녁은 죽으로 가벼운 식사를 하고 검사가 끝날 때까지 물을 제외하고 아무것도 먹지 않아야 한다. 특히 덩어리가 있는 고형음식은 먹지 말고 검사 전날이나 검사 당일 대장정결제(관장약)를 복용하고 검사할 때까지 물만 마시며 장청소가 깨끗이 된 후에 검사를 한다.

대장정결제

대장을 깨끗하게 비우기 위해 보통 4리터의 대장정결제로 폴리에틸렌글리콜 용액(콜론라이트)을 사용하는데, 양은 많지만 부작용이 거의 없어 안전하다. 양이 훨씬 적은 80cc의 인산포스페이트를 먹는 방법도 있으나 전해질 이상을 초래할 수 있어 최근에는 정결제로서 사용이 금지되었다. 많은 사람들은 대장내시경 자체보다도 검사 전 대장정결제를 먹는 것이 더 힘들다고 호소한다. 대장정결제는 전날 반을 먹고 당일 아침에 반을 먹는 방법이 가장 좋다. 그러나 밤에 잠을 설칠 수 있으므로 새벽 5시 30분경부터 대장정결제를 먹고 당일 검사를 받는 방법도 있다.

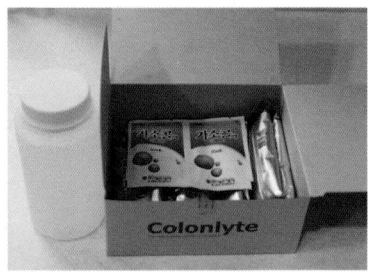

●● 대장정결제
└ 보통 장 청소약이라고 불리는 것으로 가루를 물에 타서 4ℓ를 먹게 된다.

수면내시경

최근에는 대장내시경 검사 시의 고통을 최소화하기 위해 환자를 진정시키고 검사과정에 관한 기억을 약화시키는 수면내시경을 권장하고 있다. 보통 진정제인 미다졸람이나 프로포폴을 정맥주사한다. 가끔 수면내시경검사 중 환자가 위험한 경우도 있으나 이것은 호흡이 약해졌기 때문인데, 최근에는 손가락에 골무 비슷한 것을 끼워 체내 산소 분압을 측정하는 모니터를 사용하면 호흡이 저하되는 것을 조기에 알 수 있기 때문에 위험한 일은 거의 없다. 검사 시간은 시술자 및 환자 개인에 따라 다르나 약 10분 정도 소요된다. 용종을 떼어낼 경우 검사 시간이 더 소요된다. 용종이 발견되면 즉시 제거하거나 다시 날짜를 잡아 용종절제술을 시행하기로 한다.

검사 후 주의사항

검사가 끝난 후 간혹 하복부에 약간의 불편감이나 소량의 출혈, 통증이 있을 수 있다. 내시경 검사 중 공기를 약간 주입하기 때문에 배가 부풀어 오른 느낌이 있지만 크게 걱정하지 않아도 된다. 방귀를 뀌어서 가스가 배출되고 나면 복부의 팽창감은 해소된다. 진통제로 인한 어지러움과 구토 증세가 나타날 수 있으나 일시적인 현상으로 1~2시간 후면 완화된다. 만일 지속적인 복통이나 발열, 다량의 흑색변이나 혈변 등 심한 출혈이나 통증이 있으면서 어지럽고 맥박이 빨라지거나 식은땀이 나는 경우 의료진에게 알려야 한다.

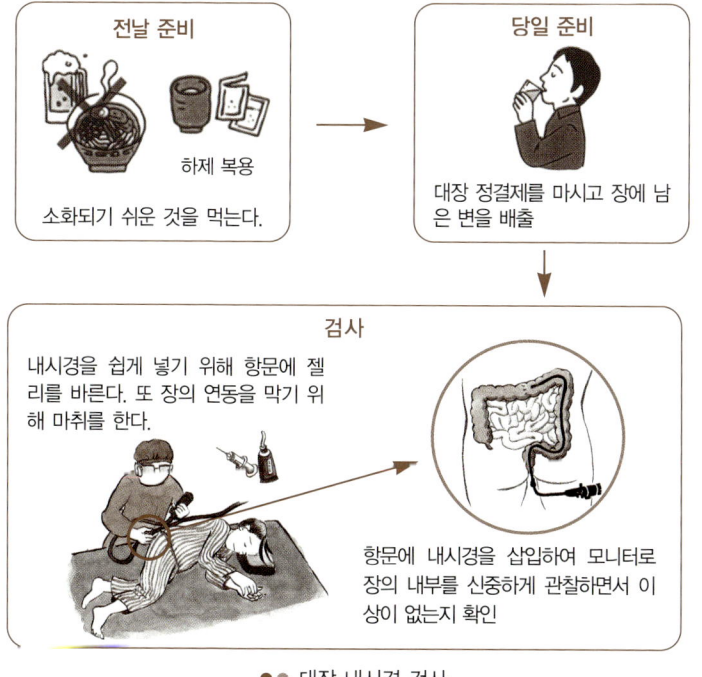

●● 대장 내시경 검사

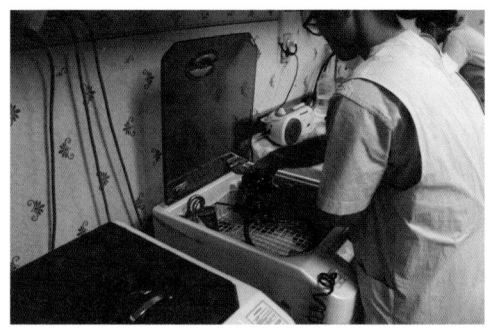

●● 대장내시경 소독세척실

캡슐내시경검사(capsule endoscope ; wireless endoscope)
좁고 긴 소장을 관찰할 목적으로 나온 내시경으로 2000년 이후 새롭게 개발된 내시경이다. 환자가 알약처럼 삼키면 위장을 지나 소장 속으로 들어가 비디오 화면이나 컴퓨터 모니터를 통해 소장의 내부를 볼 수 있도록 만든 캡슐 형태의 초소형 내시경을 말한다.
검사비용이 70만원에서 100만원 정도로 비싸다는 점이 단점이다.

간전이에 유용한 초음파 검사

초음파검사는 대장암 및 위암을 진단하는데는 적합하지 않지만 CT와 상호보완적으로 복강 내 장기로의 전이를 파악하는데 주로 사용된다. 특히 간전이 등을 발견하는데 유용하다. 다만 초음파검사 방법 중 항문을 통해 시행하는 직장초음파검사는 자기공명영상

(MRI)과 비슷한 정도로 직장암의 침범 깊이 파악 및 주변의 커진 림프절 발견에 정확한 검사법으로 병기 판정을 통한 직장암의 치료 방침 결정과 환자의 예후 판정에 도움을 주기 때문에 수술 전에 필수적인 검사이다. 검사 시간은 5~10분정도이고 불편감도 거의 없다.

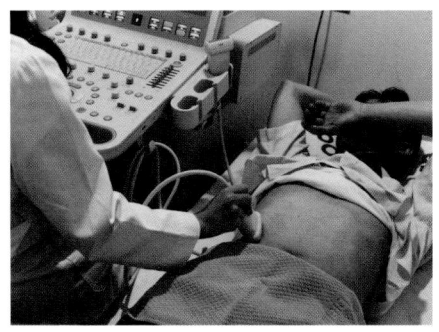

●● 초음파 검사

전산화 단층촬영(CT) 검사

전산화단층촬영(CT)은 주로 대장암 진단, 인접 장기 및 간, 림프절전이 여부 등을 파악하는데 사용된다. 특히, CT는 종양이 대장벽을 넘어서 주변 조직이나 다른 장기를 침범하거나 간, 폐 등 원격전이나 림프절 전이여부를 검사하는데 가장 유용한 검사 방법이다.

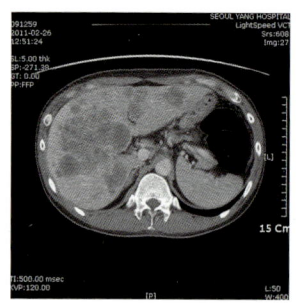 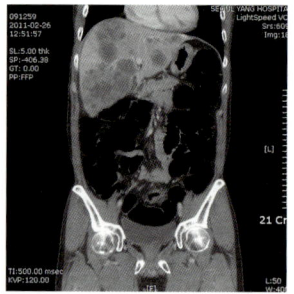

●● 간으로 전이된 직장암의 CT소견

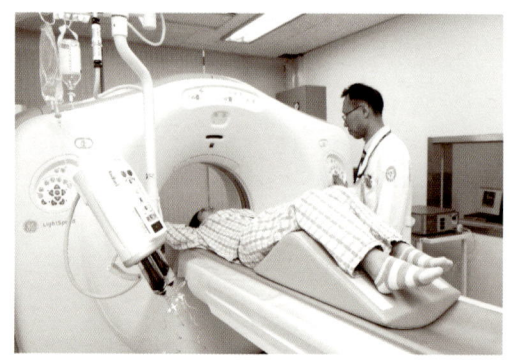

●● 전산화단층촬영(CT)

전산화단층촬영(CT) 가상내시경

전산화단층촬영 가상내시경은 최근 활발히 도입·발전되어 관심을 모으고 있는 검사로 항문을 통해 작은 튜브를 넣고 공기 또는 이산화탄소만을 주입하여 대장을 부풀린 후 나선식 전산화단층촬영기를 이용하여 얇은 절편 두께 즉 1~3mm의 단면 영상을 얻는다. 이 영상들을 컴퓨터에서 3차원 영상 재구성 소프트웨어를 이용하여 다평면 영상 및 3차원 가상내시경 영상으로 대장을 검사하여 대장암 및 대장 용종을 발견하는 것이다. 검사를 받기 위해서는 전날 저녁에 죽 등으로 가볍게 식사한 후 장정결제를 복용하여 대장 내부에 남아 있는 분변을 제거해야 한다.

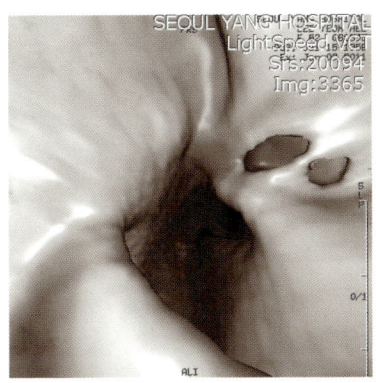

●● 전산화단층촬영 가상내시경에서 발견된 대장 용종

자기공명영상(MRI) 검사

자기공명영상(MRI)검사는 대장암의 진단보다는 다른 기관으로 전이되었는지 알아볼 때 적합하다고 할 수 있다. 예를 들어 대장에서 가장 전이가 많은 간을 검사할 경우 전산화단층촬영(CT검사)보다 정확하며 간 전이가 명확하지 않거나 간 내 전이암의 개수를 정확히 파악하려고 하면 MRI가 아주 유용한 검사이다. CT검사보다 연부조직 특히 간조직의 구분이 명확하여 직장암 진단 후 치료 방침 결정을 위한 병기를 파악하기 위해 시행하는 검사이다.

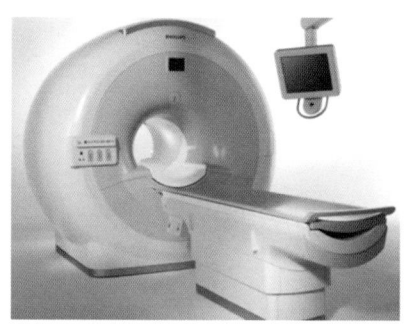

●● MRI

양전자방출 단층촬영(PET) 검사

양전자를 방출하는 방사선 의약품을 이용하여 3차원 영상으로 나타낼 수 있는 핵의학 검사방법이다. 각종 암을 진단하는데 주로 활용하고 암에 대한 감별진단, 병기설정, 재발평가, 초기치료효과 판정 등에 유용한 검사이다.

PET검사와 동시에 CT검사도 시행하여 두 검사의 결과를 하나의 영상으로 조합함으로써 PET검사만 시행할 때의 단점을 극복한 PET-CT검사가 새로이 개발되었다. 1시간 30분에서 2시간정도 소요된다.

암의 최종진단은 어느 방법으로 하는가?

암의 진단에는 병리학적인 검사 특히 조직학적 검사가 필수적이다. 즉 아무리 정확하고 비싼 방사선학적 검사나 내시경 검사라 하더라도 그 자체만으로 암을 확진할 수는 없다. 조직 검사란 종양의 일부를 제거해서 절편으로 자른 후 적절한 염색 과정을 거친 다음 병리전문의가 현미경으로 판독하는 것을 말한다.

대장암의 치료

최근에는 개복 수술방법보다는 복강경으로 수술하는 병원이 늘고 있다. 산부인과에서 불임수술인 난관 결찰술에 복강경을 처음 사용한 이후 외과분야에서는 담낭 적출술에 이용해오다가 대장암은 1991년 제이콥스(Jacobs)가 우반결장 절제술에 처음으로 이용하였다.

대장암의 복강경수술은 기존의 개복술과는 달리 커다란 절개창 없이 복강경용 카메라와 복강경수술용 기구들이 들어갈 수 있는 작은 절개공들을 통해 수술하는 방법을 말한다. 따라서 수술 후 통증이 적고, 회복이 빠르며 조기에 일상생활 복귀가 가능하다. 상처가 작아 미용적인 측면에서도 장점이 있다.

최근 연구에 의하면 개복수술에 비해 재발률이 낮고 완치율이 더 높은 것으로 나타나면서 현재 우리나라는 대장암 수술의 약 40%를 복강경 수술로 하고 있는 것으로 추정되며 향후 더 늘어날 것으로 생각한다.

05 / 대장 용종과 치료

　　　　　　용종이란 장점막의 일부가 돌출하여 사마귀처럼 생긴 혹을 말하며, 대장에 가장 흔하여 대장내시경을 받은 성인의 약 25%에서 용종이 발견된다. 대장암의 95%는 용종에서 진행되어 발생한 것이므로 용종을 절제하면 대장암이 예방될 수 있다. 용종이 작을 때에는 증상이 없으며 크기가 크면 출혈이 될 수 있다.

대장 용종의 분류

　용종은 형태상으로 돌출형과 표면형으로 구분된다. 돌출형은 줄기가 있는 유경형과 줄기가 없는 무경형으로 나누며, 표면형은 표면 융기형, 표면 평탄형, 표면 함몰형으로 나누는데 표면형이 암이 될 확률이 더 높다.
　조직학적으로 분류할 경우, 암이 될 수 있는 종양성 용종과 암이 되지 않는 비종양성 용종으로 나눌 수 있다.

대장암의 95%는 용종에서 진행되어 발생한 것이므로 용종을 절제하면 대장암이 예방된다. 대장 용종 절제술을 시행 받은 후 주치의와 상의하여 정기적인 추적 대장내시경 검사를 받는 것이 필수적이다.

종양성 용종은 선종(샘종)이 대부분이고 그 외 톱니형 용종도 암이 될 수 있다.

선종은 다시 관상, 융모, 그 중간인 관상융모성으로 나눈다. 융모형이 암이 될 확률이 더 높다.

[용종의 분류]

구 분	내 용		
육안적 분류	줄기가 있음	유경형	
	줄기가 없음	무경형	
조직학적 분류	종양성 용종	선종성 용종	관상
			융모성
			관상-융모성
	비종양성 용종	과오종	
		증식성 용종	
		비신생물성 용종	

선종은 크기가 커지면 일부가 암으로 변할 수 있다. 관상 선종은 크기가 1cm일 경우, 선종의 일부가 암으로 변해있을 확률이 약 1% 정도 된다. 융모형 선종은 크기가 1cm이면 약 10%에서 일부가 암으로 변해 있으며, 크기가 2cm이면 약 50%에서 일부가 암으로 변해 있다.

비종양성 용종은 증식성(Hyperplastic)용종, 염증성(inflammatory)용종, 과오종 등이 있다.

용종은 발견 되면 즉시 제거해 주어야 한다. 용종이 1~2개 일 경우 크기가 크지 않으면 입원까지 할 필요는 없다. 대장내시경 중 용종이 있을 때는 즉시 절제할 수도 있고, 용종 수가 많거나 크기가 클 경우에는 다음날짜를 잡아 절제할 수도 있다.

대장 용종의 진단

대장에 용종이 있어도 이상 증상이나 불편함을 느끼지 못하기 때문에 대변잠혈검사나 대장내시경검사를 통한 정기 건강 검진 등을 통해 발견되는 경우가 많다. 크기가 큰 용종은 간혹 장출혈의 원인이 되기도 하고 드물게 통증, 변비, 설사 혹은 부분장폐색 등의 증상이 나타나기도 한다.

용종을 진단하기 위한 검사는 대장내시경, 대장조영술 등이 있는데 대장내시경 검사가 더 정확하다. 대장내시경검사는 대장조영술보다 진단율이 높고 검사 중에 용종이 있으면 바로 절제가 가능하고, 조직 검사를 할 수 있다는 장점이 있다.

용종은 일부가 암으로 변해 있을 수 있으므로 절제 후에는 반드시 조직검사를 해야 한다.

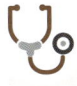

용종진단은?
대장내시경이 가장 정확하다
대장내시경은 검사와 동시에 용종 절제까지 할 수 있다는 장점이 있다.

내시경적 절제술 – 대장 용종의 치료

용종은 3개이상 절제하거나 큰 용종을 절제하면 1~2일 입원하여 관찰하는 것이 좋다. 올가미로 떼어낼 때 대개 전기를 이용하여 절제하는데, 장이 손상을 입을 수 있기 때문이다.

용종을 절제하는 방법은 크게 4가지가 있다.

고온 생검술(Hot Biopsy)
올가미 용종절제술(Snare Polypectomy)
내시경 점막 절제술(EMR ; Endoscopic Mucosal Resection)
내시경 점막하 박리술(ESD ; Endoscopic Submucosal Dissection)

고온 생검술(Hot Biopsy)
내시경 겸자로 전기를 통해 잘라내는 방법으로 크기가 아주 작은 용종을 절제하거나 큰 종양의 조직검사만 할 때 사용한다.

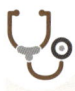 **내시경적 절제술**
암이나 용종등을 발견할 경우 내시경을 통해 올가미를 이용해 절제한다.

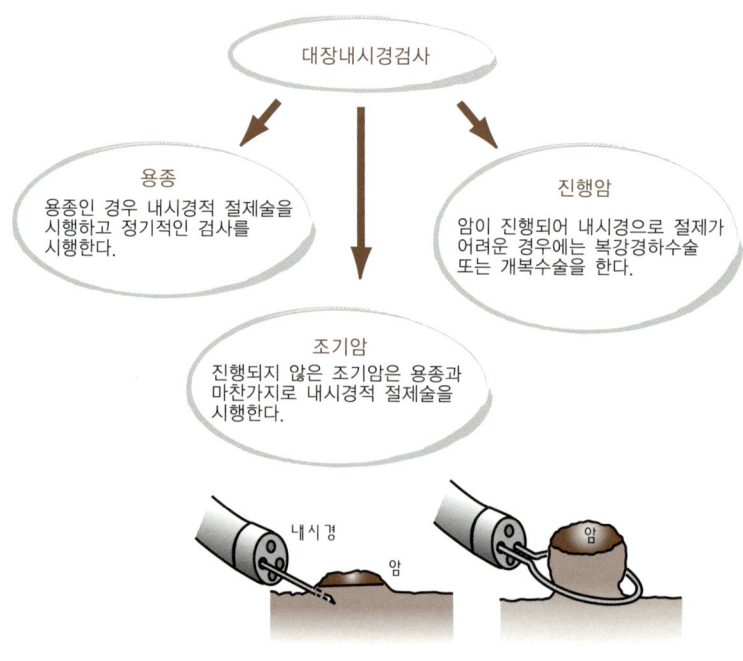

●● 진행도에 따라 치료법이 다르다

올가미 용종절제술(Snare Polypectomy)

줄기가 있는 유경형 용종은 내시경으로 목 부위에 올가미를 걸어 전기를 통해 지혈하면서 절제한다. 전기를 통하기 때문에 절제된 곳이 손상을 입을 수도 있다. 떼어낸 용종은 수거하여 조직검사를 한다.

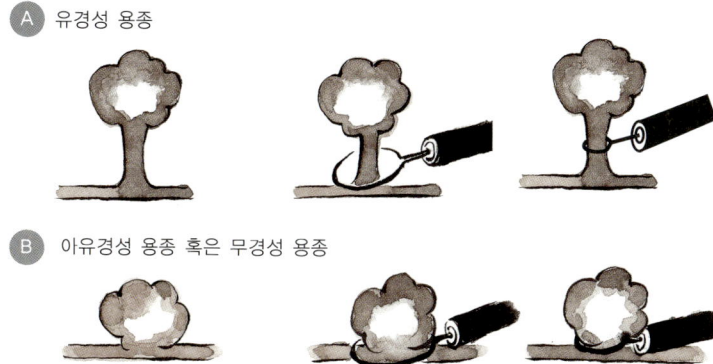

●● 올가미 용종절제술

내시경 점막 절제술(EMR)

용종이 평탄하여 올가미를 걸 수 없는 경우, 용종의 점막하 공간에 생리적 식염수를 주입한 후에 융기시킨 후 들어 올려서 올가미를 걸어서 떼어내는 방법이다.

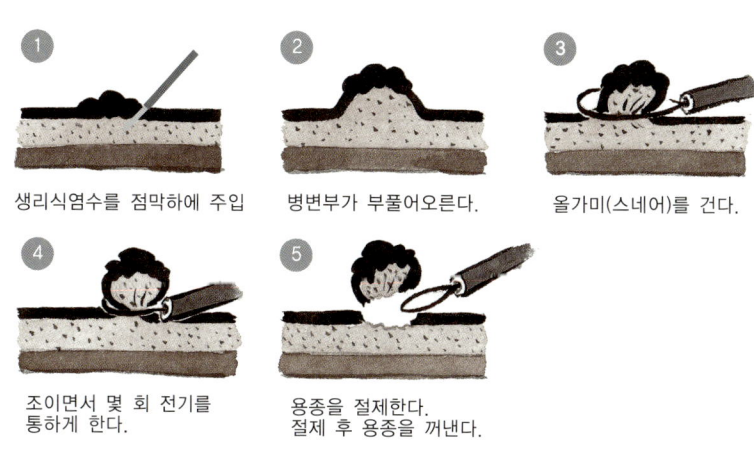

●● 내시경 점막절제술(EMR)

내시경 점막하 박리술(ESD)

크기가 2cm 이상으로 크면서 약간 융기되거나 평탄한 용종은 내시경 점막 절제술(EMR)로도 떼어낼 수 없다. 이럴 경우에는 용종 바닥에서 들어 올려놓는 시간이 길어야 하므로 점막하공간에 글리세롤과 하이루로닉산을 같이 주사하여 융기시킨 후 내시경칼을 이용하여 절제하는 방법이다.

보통 시술시간이 1시간 이상 걸리며 때로는 2~3시간 걸리기도 한다.

만약 이렇게 주사하여 종양이 들어 올려지지 않으면 내시경 점막하 박리술이 불가능하고 수술로 장 절제를 해야 한다. 넓은 면적을 떼어 내므로 장이 천공되거나 출혈될 수도 있다. 만일 장이 천공되는 경우에는 70% 이상은 수술이 필요 없이 금식과 약물요법으로 치료가 가능하다.

시술 후 3~4일간 입원이 필요하다. 용종을 절제하게 되면 절제한 조직을 회수하여 조직검사를 한다. 조직검사는 통상적으로 4~5일 후에 결과를 알 수 있다. 조직검사 결과가 양성용종으로 나오더라도 1~2년 후 추적 대장내시경검사를 반드시 해야 한다. 만약 일부가 암으로 변했다면 조직검사 결과를 본 후 추가적인 치료를 해야 할지 여부를 결정한다.

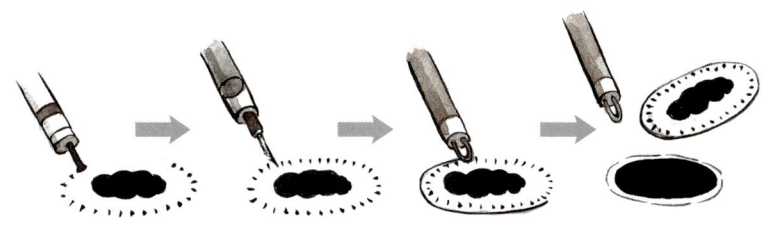

마킹　　　　생리식염수 주입　　내시경 칼로 절개, 박리해서 절제한다.

●● 내시경 점막하박리술(ESD)

 조기대장암을 내시경으로 치료하는 내시경 점막하 박리술(ESD)의 장점은?
용종의 크기나 위치에 상관없이 절제가 가능하다.
장절제 없이 내시경만으로도 치료할 수 있다.
치료 후 흉터가 남지 않는다.
3~4일 정도의 입원으로 가능하다.
시술 시 마취할 필요가 없다.
시간과 비용이 절약된다.
퇴원 후 식사나 일상생활이 바로 가능하다.
배변기능의 변화나 장애가 없다

용종 절제 후 과정

용종의 일부가 암으로 변해 있을 수 있기 때문에 떼어낸 용종은 반드시 조직검사를 하게 된다. 조직검사는 약 1주일 소요되며 결과를 확인해야 한다. 조직검사결과 용종 일부가 암으로 변해 있다면 추가로 대장을 절제해야 되는 경우가 있다. 용종제거 후 출혈이 있거나, 장천공이 될 수 있으며 이럴 경우는 입원 치료가 필요하다.

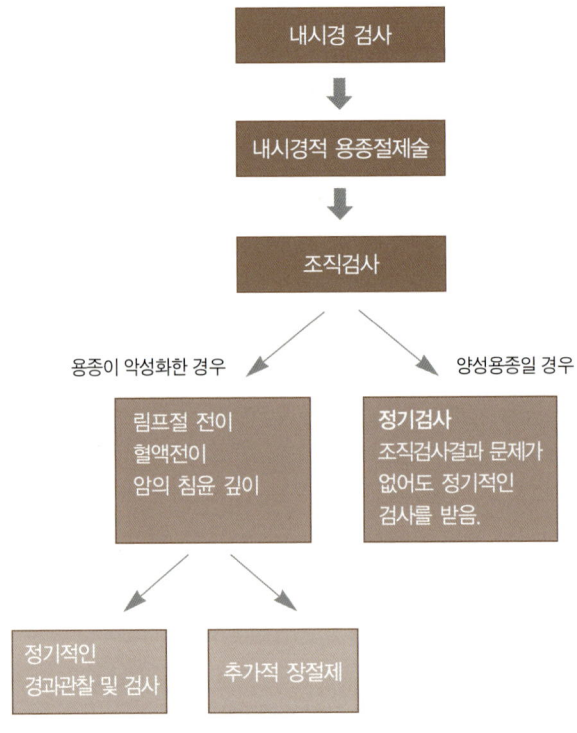

●● 용종 절제술 후 과정

대장 용종 치료 후 정기적 추적검사

대장 용종을 절제한 후에 정기적으로 대장시경 검사를 해야 한다. 왜냐하면 내시경 검사를 할 때 용종의 위치나 크기, 장의 청결도 등에 따라 진단되지 않은 용종이 있을 수 있고 진단된 용종이 완전히 제거된 후에도 대장에서 새롭게 용종이 생겨날 수 있기 때문이다.

용종의 크기가 클수록 암 발생률이 높아진다. 선종성 용종은 크기가 1cm 미만일 때에는 용종의 일부가 암으로 변해 있을 확률이 1% 이하이지만, 2cm 이상인 경우에는 35% 이상에서 용종의 일부가 암으로 변해있다. 따라서 대장 용종 절제술을 시행 받은 후 주치의와 상의하여 정기적인 추적 대장내시경 검사를 받는 것이 필수적이다.

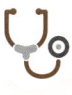
대장항문학회에서는 선종성 용종이면서 크기가 1cm 미만인 경우 절제 후 3년, 1cm 이상 또는 다발성인 경우 절제 후 1년째 대장내시경을 시행하도록 권고하고 있다.

06 조기대장암의 치료

조기대장암은 대장의 점막층과 점막하층에 국한되어 있는 대장암을 말한다.

대장은 안쪽으로부터 점막층, 점막하층, 근층, 장막층의 4개 층으로 이루어져 있다. 대장암은 대장의 벽중에서 가장 안쪽층인 점막층에서 시작한다. 이 4개의 층에서 점막층, 점막하층에 국한된 암을 조기대장암이라고 하고 근층 아랫부분까지 침윤된 암을 진행성 대장암이라고 하며 이 경우에는 반드시 수술로 장을 절제해야 한다.

조기대장암은 내시경으로 절제하며 내시경 절제 후 장 절제를 추가로 해야 하는 경우도 있다.

조기대장암의 치료방법
내시경 절제
장절제(개복수술 혹은 복강경수술)

대장암은 대장의 벽중에서 가장 안쪽층인 점막층에서 시작한다. 점막층, 점막하층에 국한된 암을 조기대장암이라 한다. 조기대장암은 내시경으로 절제한다.

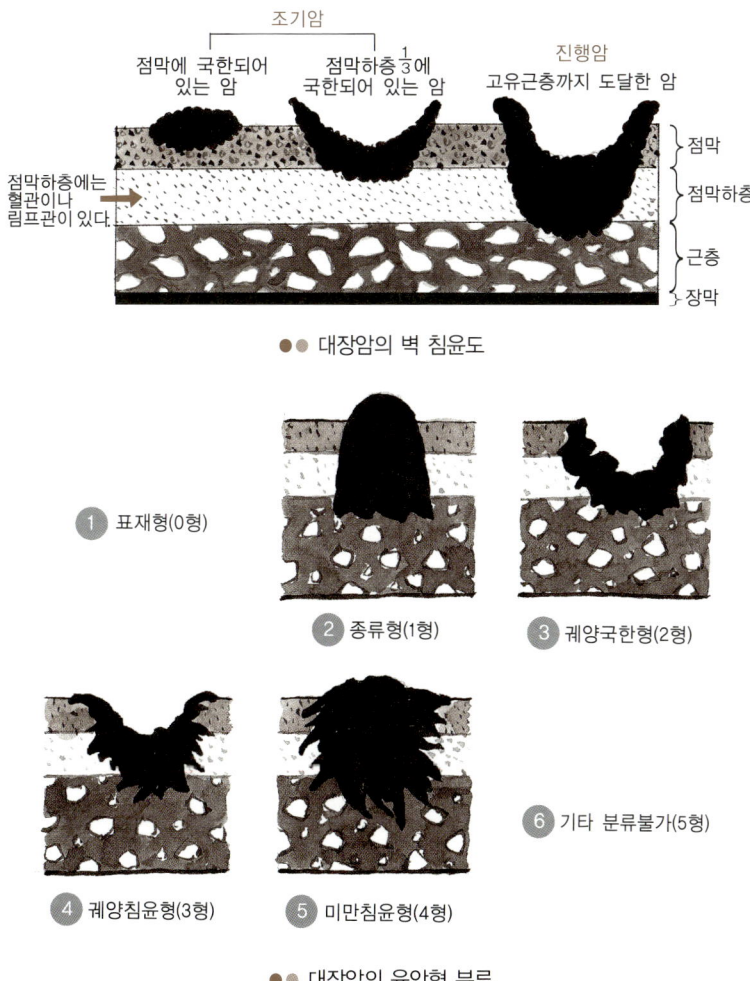

●● 대장암의 벽 침윤도

●● 대장암의 육안형 분류

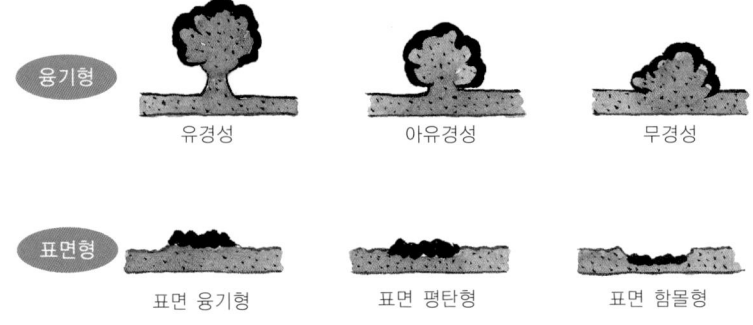

●● 표재형(0)의 분류

추가 장절제를 요하는 조기 대장암

대장내시경으로 용종을 절제한 후 용종의 일부가 암으로 변했을 때 추가로 장절제를 해야 하는 경우가 있다.

추가 장절제는 아래와 같은 4가지 경우에 해야 하는데 복강경수술이나 개복수술로 한다.

① 점막하층의 1/3 이상 깊이까지 침윤된 암

즉, 점막과의 경계부에서 암이 1mm 이상 침윤된 경우 추가 장절제를 해야 하는데 이 경우에는 림프절 전이가 10% 이상에서 일어나기 때문이다.

② 잘라낸 조직 내의 혈관, 림프관에서 암세포가 보일 때

③ 암세포 조직형의 분화도가 좋지 않은 암일 때. 즉, 저분화 선암이거나 미분화 암일 때

④ 절단한 단면에서 암세포가 발견될 때

내시경 절제 후 추적검사

조기대장암을 내시경으로 완전히 절제했다 하더라도 재발될 수 있다. 따라서 절제후에도 대장내시경을 처음 2~3회는 6개월에 한 번, 그다음 3년간은 1년에 한 번씩 받아야 하며 임파절 전이여부를 알기 위해 복부 CT촬영을 처음 1회는 6개월 후, 그 다음 3년간은 1년에 한 번씩 검사를 요한다.

조기대장암의 치료

조기대장암의 치료는 크게 내시경 절제 치료와 장절제(개복 혹은 복강경 수술)로 할 수 있다. 암의 림프절 전이여부에 따라 결정한다.

대장 주위의 암세포는 다른 장기로 전이되기 전에 먼저 림프절에 전이가 된다. 점막층이나 점막하층 1/3이내까지만 침윤된 조기 대장암의 경우, 주변 림프절로 전이되는 경우는 거의 없으나 점막하

층 1/3이상까지 침윤되어 있는 조기대장암은 약 10% 이상이 주변 림프절까지 암세포가 퍼져 있다.

내시경절제 치료는 대장 내시경을 대장 안으로 삽입하여 조기 대장암 자체만을 잘라내는 치료이다. 대장 밖에 있는 림프절은 손대지 못한다. 따라서 암세포가 주변 림프절에 전이되어 있다면 내시경 치료로는 제거할 수 없으므로 장절제 수술을 해야 한다.

크기가 큰 조기 대장암은 올가미로 한꺼번에 시술하기가 어려울 수 있으며 몇 차례로 나누어서 떼어내는 경우도 있다. 최근에는 올가미 대신에 내시경 박리 칼을 이용하여 절개하는 내시경 점막하박리술이 시행되고 있다.

내시경 절제 치료법은 시술 후에 가끔 출혈이나 대장 천공과 같은 합병증이 발생할 수 있다. 출혈이 발생한 경우에는 내시경 지혈술로 지혈할 수 있으며, 천공이 발생한 경우 경미할때는 금식하거나 약물 치료를 시도해 볼 수 있다. 천공부위를 봉합하는 수술을 하기도 한다. 그러므로 내시경 절제 치료를 하기에 너무 크거나 깊이가 깊고 암세포의 악성도가 높을 경우 장절제 수술을 해야 한다. 암세포의 위치가 내시경 절제 치료를 시도하기에 좋지 않을 경우에도 수술적 치료를 해야 한다.

조기 대장암의 내시경 치료 후 재발하는 경우가 있으므로, 정기적인 추적 검사가 필요하다.

07 대장암의 병기와 예후

대장암 환자가 반드시 물어보는 질문이 있다. "저는 몇 기입니까?"

병기에 따라 앞으로의 예후 즉 완치율과 재발률이 결정되기 때문에 병기는 중요하다. 병기는 대장암의 대장벽 침윤도, 림프절 전이 여부, 간이나 폐 등 원격전이 등에 따라 결정된다.

대장암으로 진단되었을 때 어떤 방법으로 치료를 할 것인지와 앞으로의 예후를 알기 위하여 병기를 결정한다. 정확한 병기는 떼어낸 조직의 검사 결과가 있어야 가능하다.

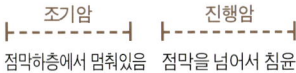

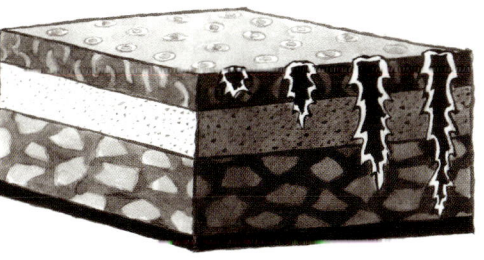

●● 대장벽의 구조와 대장암의 진행

대장암의 예후를 결정하는데 가장 중요한 것은 림프절 전이여부다. 림프절 전이가 없으면 1기나 2기이고 림프절 전이가 있으면 조기암이라도 3기암이 된다. 4기는 간, 폐, 복막 등 원격전이가 있는 경우이다.

암 진행단계에 따라 치료방법이 결정되므로, 진행단계가 어느 정도인지를 알아야 한다. 진행단계를 알기 위해 조직검사가 필요하고 그 결과로 병기를 결정하게 된다.

암은 원발장기에서 생겨 혈관과 림프절을 따라 주위로 퍼진다. 원발장기 주위의 림프절 전이여부는 떼어낸 조직을 검사하여 주위로 퍼졌는지 아닌지를 알 수 있다.

여기에 2기, 3기 등을 세분하기 위해 벽 침윤도, 림프절 전이 상태 등을 더 알아둘 필요가 있다.

벽 침윤도

점막층에서 시작된 대장암이 대장벽의 어느 깊이까지 침투했는지를 알아보는 것이 벽 침윤도 검사이다.

대장벽은 대장 안쪽부터 점막, 점막하층, 근층, 장막하층, 장막층으로 이루어져 있다. 이중 점막에만 국한된 암을 점막암, 영어로 Mucosa를 따서 M암이라고 한다. 점막에만 국한되어 있거나 점막하층까지 침윤된 암을 조기암이라고 한다.

점막하층에서 국한된 암을 점막하층암이라고 하고 Submucosa

를 따서 SM암, 점막하층을 다시 3등분해서 위 1/3 즉 점막경계부터 1mm 사이까지 있는 암을 SM1이라고 하고 점막하층 중간 1/3까지 침윤된 암을 SM2, 점막하층 아래 1/3까지 침윤된 암을 SM3라고 한다. 점막하층까지 침윤된 암은 점막하층을 깊이에 따라 3등분해서 SM1, SM2, SM3으로 나눈다.

조기대장암을 내시경적 절제했을 경우 장벽 침윤에 따라 SM1은 내시경 절제로 끝내고 SM2 이상 깊이는 추가 장 절제를 해야 한다.

근층까지 침윤한 암을 Muscle Propria의 약자인 MP암이라고 하고 장막하층까지 침윤한 암을 Subserosa의 약자인 SS암이라고 한다.

장막 표면까지 침윤된 암을 Serosa의 약자인 SE암이라고 한다. SE암은 암세포가 복막 등 타장기에 퍼져나갈 수 있다는 것을 의미한다.

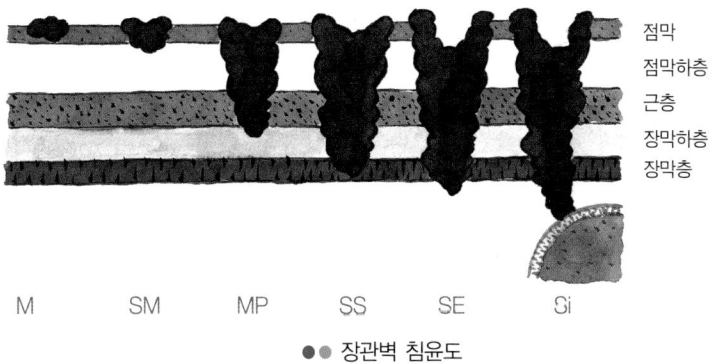

●● 장관벽 침윤도

M : 점막에 국한된 암
SM : 점막하층에 국한된 암
MP : 고유근층까지 침윤된 암
SS : 장막하층까지 침윤된 암
SE : 장막표면까지 침윤된 암
Si : 타장기까지 침윤된 암

림프절 전이

대장암의 예후를 결정하는데 가장 중요한 것은 림프절 전이여부다. 림프절 전이가 없으면 1기나 2기이고 림프절 전이가 있으면 조기암이라도 3기암이 된다. 림프절 전이가 있더라도 대장 주위 림프절까지만 전이가 있으면 n_1, 중간림프절까지 있으면 n_2, 주림프절에도 있으면 n_3라고 하며 이 상태는 전신으로 암세포가 전이되어 있을 가능성을 의미한다. 4기는 간, 폐, 복막 등 원격전이가 있는 경우이다.

[림프절 전이에 따른 병기분류]

림프절 전이	병기	전이 여부
없는 경우	1, 2기	
있는 경우	3기	n1 : 대장주위 림프절까지 전이
		n2 : 중간림프절까지 전이
		n3 : 주림프절까지 전이
	4기	간, 폐, 복막등 원격전이

병기분류

암의 진행단계를 표시하는 방법은 일반적으로는 TNM법을 가장 많이 사용한다. T(Tumor 종양)는 원발기관에서 원발종양의 크기와 침윤정도를, N(Node, 림프절)은 원발종양에서 주위 임파절로 얼마나 퍼졌는지를, M(Metastasis, 전이)은 다른 장기로 암이 퍼졌는지 여부를 의미한다.

암의 종류에 따라 독립적인 분류법에 의해 진행단계를 결정하는 법을 따로 가지고 있는 경우도 있다.

T(Tumor)	종양	원발기관에 원발종양의 크기, 침윤정도
N(Node)	림프절	원발종양에서 주위 림프절로 얼마나 퍼졌는지 여부
M(Metastasis)	전이	다른 장기로 암이 퍼졌는지 여부

[TNM 분류에 의한 병기]

TNM병기		침윤정도
T병기 (종양의 장벽 침범 정도)	T1	암세포가 점막하층까지만 국한된 경우
	T2	암세포가 근육층까지만 국한된 경우
	T3	암세포가 근육층을 뚫고 장막하층까지 침윤된 경우
	T4	암세포가 장막층을 뚫거나 인접 주위 장기까지 침윤된 경우
N병기 (림프절 전이 정도)	N0	림프절 전이가 없는 경우
	N1	림프절 전이가 1~3개 있는 경우
	N2	림프절 전이가 4개 이상인 경우
M병기 (원격전이 유무)	M0	원격장기 전이가 없는 경우
	M1	원격장기 전이가 있는 경우

[듀크 분류에 따른 병기]

구분	병기	침윤정도
듀크 A	1기	암이 대장벽에 국한 되고 림프절 전이가 없다
듀크 B	2기	암이 대장벽을 관통했지만 림프절 전이가 없다.
듀크 C	3기	림프절 전이가 있다.
듀크 D	4기	간, 폐, 복막파종 등 원격 전이가 있다.

대장암의 진행을 보는 기준은 먼저 증식의 깊이이다. 단 증식 정도는 얕지만 림프관이나 혈관에의 전이가 있으면 위험성은 높아지기 때문에 깊이 뿐만이 아니라 전이 유무를 보는 것도 중요하다.
진행도 분류법에는 다양한 것이 있다. 듀크스 분류는 미국에서, TNM 분류는 유럽에서 흔히 사용된다.

		한국식 분류	듀크스분류	TNM분류
점막		0 점막에 국한되어 있다.	A 점막에 국한되어 있다.	T 종양 자체의 깊이 정도를 5단계로 본다.
점막하 조직		1 근층에 침윤 2 장막에 침윤	B 깊지만 림프절 전이가 없다.	N 림프절 전이 정도를 전이된 세포의 수로 본다.
림프관		3 a:인접장기에 b:깊이에 관계없이 림프절 전이가 있다.	C 림프절 전이	M 타장기로 혈행전이 유무를 본다.
혈관				
타장기		4 림프절, 장막등에 전이	D 혈행전이	

●● 깊이와 넓이로 보는 암의 진행도

병기에 따른 치료방법

병원 외래에 방문하여 대장암 진단을 받을 경우 조기대장암, 대장암, 직장암 진단에 따라 치료방침이 각각 다르다. 조기대장암은 내시경치료나 내시경 절제술로 한다. 직장암의 경우 수술 후 항암화학요법을 시행하지만, 항문에 가깝거나 진행된 직장암은 수술 전에 방사선 치료와 항암치료를 먼저 하고 수술을 한다.

[병기에 따른 치료법]

구분	수술	항암제 투여 유무
0/1기	• 내시경적 절제 • 복강경하수술(암이 점막하층에 깊게 침윤해 있는 경우) • 개복수술	• 항암제 치료는 시행하지 않는다.
2기	• 복강경하수술 • 개복수술	• 재발 리스크가 높은 환자에게는 항암제 치료가 적용이 되는 경우가 있다.
3기	• 복강경하수술 • 개복수술	• 보조요법으로서 항암제 치료가 적용된다.
4기	• 개복수술	• 항암제 치료, 방사선요법이 시행된다. (집학적 치료)

병기에 따른 5년 생존율

대장암은 재발이 되더라도 5년 내 96% 정도가 재발한다. 5년이 지나면 약 4% 정도 밖에는 재발을 안하기 때문에 5년 생존율은 완치율과 거의 같은 의미라고 할 수 있다.

TNM 병기분류에 의한 5년 생존율은 다음과 같다.

[대장암 병기분류와 치료성적]

병기	장관벽침윤도	임파절 전이	원격전이	5년 생존율	
				결장암	직장암
0기	M암	없음	없음	94.8%	92.90%
1기	sm, mp암	없음	없음	90.60%	89.30%
2기	ss, se암	없음	없음	83.60%	76.40%
3-a기	타 장기 침윤	있음(n1)	없음	76.10%	64.70%
3-b기	-	있음(n2, n3)	없음	62.10%	47.10%
4기	-	있음(n4)	없음	14.30%	11.10%

결장암이 직장암보다는 결과가 좋다. 간이나 폐 등 원격전이가 있는 대장암은 5년 생존율이 10% 남짓한다. 그러나 전이된 곳이 절제가 가능하면 5년 생존율이 30~40%가 된다. 이것은 어디까지나 통계결과이다. 5년 생존율이 80%라고 했을 때 80%에 해당한다면 본인은 100% 살았다고 할 수 있다. 그러므로 이 결과를 보고 미리 겁을 낸다든지 의기소침할 필요는 없다. 언제나 긍정적인 마음으로 대처하면 좋은 결과가 나오게 되어 있다.

08 대장암의 수술

암 치료의 원칙은 우리 몸에 있는 암세포를 모두 제거하는 것이다. 대장암 치료에서는 수술로 암을 제거하는 것이 가장 중요한 방법이다. 수술 없이 항암화학요법이나 방사선 치료만으로는 완치를 기대할 수 없다.

대장암의 치료는 외과적 수술이 주치료법이고, 항암화학요법은 보조적 치료로 쓰인다. 방사선 치료는 결장암에서는 거의 사용되지 않고, 직장암에서 보조적인 방법으로 사용되고 있다.

대장암의 수술은 대장의 절제, 림프절의 절제, 절제된 대장의 양 끝을 문합하는 대장 재건의 3가지 과정으로 이루어진다.

대장의 절제

대장암 수술 시 암 부위를 포함해서 대장의 약 20cm를 절제하게 된다.

대장암 치료에서는 수술로 암을 제거하는 것이 가장 중요한 방법이다. 대장암의 치료는 외과적 수술이 주치료법이고, 항암화학요법은 보조적 치료로 쓰인다.

우측 대장암의 수술

소장 끝부분과 상행결장, 횡행결장의 일부까지 절제하는 우측결장절제술이 시행된다. 절제 후에는 남은 소장과 횡행결장의 양쪽을 이어주는 회장결장문합술을 시행한다.

횡행결장의 수술

암을 포함한 횡행결장 전체를 절제하고 남은 결장끼리 연결하는 횡행결장절제술을 시행한다.

하행결장의 수술

좌측결장절제술이 시행된다.

S상 결장의 수술

S상 결장을 절제하는 전방절제술이 시행된다. S상 결장의 동맥, 정맥, 림프관 및 림프절을 같이 절제한다.

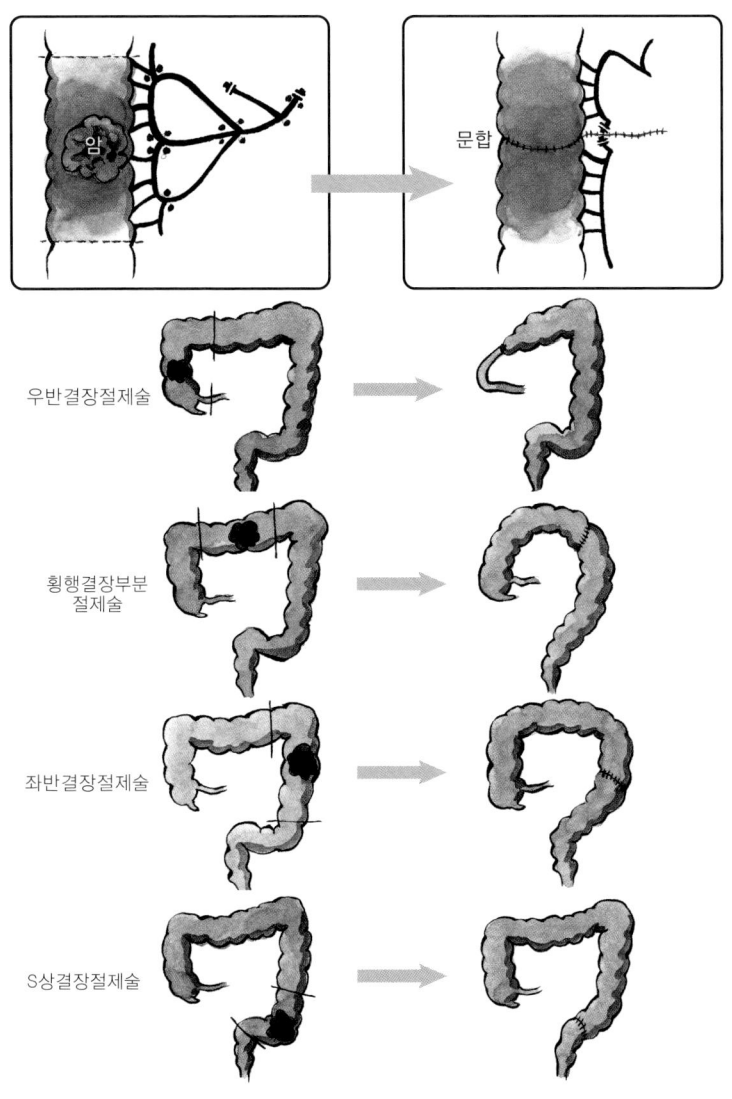

●● 결장암의 절제법

림프절의 절제

림프절은 무엇인가? 우리 몸의 맥관체계는 동맥, 정맥, 림프관 3가지이다. 림프관에는 림프액이 흐르는데 암세포를 방어하는 면역작용에 중요한 역할을 한다.

림프절은 림프관의 중간에서 정류장 역할을 하며, 암세포를 잡아먹는 백혈구의 일종인 림프구들이 림프절에 많이 있다. 우리가 발에 상처가 나서 균이 침범하면 사타구니에 대추알만한 단단한 혹이 만져지는데 이게 바로 림프절이다. 즉, 암세포를 적군이라고 한다면 림프구는 아군 병사에 해당된다. 림프절은 아군이 몇 명 모여 방어하는 초소라고 할 수 있다.

[림프절, 림프구, 암세포의 비교]

우리 몸	암세포	림프구	림프절
국가	적군	아군의 병사	아군의 초소

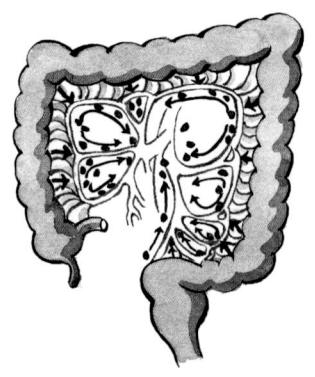
●● 대장의 림프절과 림프의 흐름

림프절은 우리 몸에 약 500개 가량 있으며 대장에 약 100개~200개 있는 것으로 추정된다.

림프절은 림프관 주행경로를 따라 존재하고 혈관과 나란히 주행하므로, 혈관의 분포가 림프절의 분포와 비슷하다. 림프절의 절제는 대장암 수술의 중요한 요소 중 하나라고 할 수 있다.

림프절 전이여부는 대장암 치료 후 예후에 영향을 주는 중요한 인자 중 하나이다. 림프절 전이가 없으면 병기가 2기 이하이고, 림프절 전이가 있으면 3기 이상이다.

즉, 림프절 전이가 없으면 5년 생존율이 80~90% 되지만 림프절 전이가 있으면 70% 정도로 떨어진다.

전이된 림프절이 남아 있으면 암이 재발할 수 있다. 그렇기 때문에 수술할 때 외과의사들은 림프절을 많이 절제하려고 한다. 그러나 림프절 절제를 많이 할수록 장을 많이 절제해야 하고 합병증도 많아진다. 한국이나 일본의 의사들은 림프절을 비교적 많이 절제하는 경향이 있으며, 구미의 의사들은 좀 적게 절제해도 완치율에 큰 차이가 없다고 믿고 있다.

최근에는 주 림프절에 전이가 있는 경우, 전신으로 암세포가 전이되었을 가능성을 나타내는 지표일 뿐 생존율 향상에는 큰 도움이 안되고, 전이가 없는 림프절은 암의 확산을 막아주는 초소역할을 하므로 일부 남겨두는것이 좋다는 견해가 있어 수술의 범위를 약간 축소하려는 경향이 있다.

입원에서 퇴원

입원

수술 전 검사에서 특별한 문제가 없으면 수술 2~3일 전에 입원한다. 입원당일 외래에서 시행한 검사결과가 수술에 적합한지를 확인한다. 또한 환자상태를 파악하여 전신마취와 수술을 하는데 문제가 없는지 확인하게 된다.

수술전

금식과 4리터 가량의 하제 복용과 오후 금식(필요에 따라 종일)으로 장을 비우는 등 수술 준비를 하게 된다. 암에 의해 대장이 거의 막혀 있어 대변이나 가스 배출이 좋지 않으면 콧줄(비위관)을 삽입하기도 하고 이런 경우에는 수술전 2~3일간 금식을 시킨다. 만약 위와 장에 내용물이 가득 차 있으면 마취 유도 시 내용물을 토할 수 있고, 이 토물이 폐로 들어가면 흡인성 폐렴을 일으킬 수 있기 때문이다. 환자와 보호자 및 가족들은 담당 주치의로부터 수술에 관한 자세한 설명을 듣고 수술 동의서를 작성한다.

수술당일

수술시간은 수술종류나 환자상태에 따라 다르며 대개 2~3시간 걸리며 길게는 5시간 이상 소요되기도 한다. 개복수술을 하는 경우도 있지만, 요즈음은 복강경 수술을 많이 하며 필자의 병원에서는 대부분 복강경수술을 시행한다. 수술이 끝나면 회복실에서 1시간 정도 경과관찰을 한 후 병실로 환자를 이송한다. 병실에 오면 안정을 취하게 되고 자가 통증 조절기로 통증을 조절한다. 복강경 수술을 받을 경우, 통증이 아주 적으며 수술당일 일어나서 앉아 있는 정도는 할수 있다.

수술후

운동

수술 다음날부터 걷기 시작한다. 운동을 빨리 시작하면 장의 움직임이 활발해지고 가래가 쉽게 나올수 있어 장폐색, 폐합병증을 예방한다.

식사

특별한 문제가 없으면 수술 다음날부터 물을 먹을 수 있다. 이후 장운동이 돌아와 가스가 배출되면 미음, 죽을 먹을 수 있고, 죽을 먹은 지 1~2일 후부터는 밥을 먹게 된다. 직장암은 문합부 누출의 위험성이 높아서 결장암에 비해 경구 섭취를 2~3일 늦춘다.

소변

수술실에서 소변줄을 삽입하고 병실로 오게 되는데, 이는 소변량을 확인하고, 방광을 쉬게 하기 위한 것으로 환자에 따라 1~4일간 유지하게 된다. 필자의 병원에서는 결장암은 수술 다음날 제거하고 직장암은 수술 후 4~5일째 제거한다.

수술상처 부위

수술부위의 상처는 2~3일에 한번씩 소독하며 봉합실은 수술 후 7~8일에 모두 제거한다. 드물게 수술부위가 잘 아물지 않은 경우 상처를 치료하는 기간이 길어질 수 있고 가끔 다시 봉합해야 할 경우도 생긴다.

퇴원

상처가 잘 아물고, 열이 나지 않고, 식사를 잘하여 충분한 칼로리가 섭취되고, 대소변을 수월하게 보면 주치의가 퇴원을 결정하게 된다. 대개 수술 후 7~9일 후에 퇴원이 가능하다.

[대장암환자의 입원부터 퇴원까지의 흐름]

구 분	대장암 환자의 주요 일정
입원	• 대게 수술 2일전 입원 • 검사 결과 확인 • 환자 상태 파악
수술전날	• 금식 또는 하제 복용(장청소) • 경우에 따라 콧줄(비위관) 삽입 • 수술 설명 들음 • 수술 동의서 작성
수술당일	• 수술 시간은 환자 상태에 따라 조정 • 수술 후 병동에서 안정을 위함 • 수술 후 자가통증 조절기로 통증 조절 • 소변줄 삽입(1~4일 동안 삽입)
수술후	• 운동 : 기침을 하여 가래를 뱉어내고 걷는 운동 시작 • 식사 : 2~3일부터 물 섭취 / 가스 배출 후 죽, 밥 섭취 • 조직검사 : 5~7일 후 결과, 향후 보조적 치료의 시행 여부 판단 • 상처 : 봉합실은 3~4일 후 일부 제거, 7~8일 후 완전히 제거
퇴원	• 주치의가 퇴원결정 판단에 따라 결정 • 퇴원약 처방 • 외래방문 날짜 예약

[수술후 일상생활]

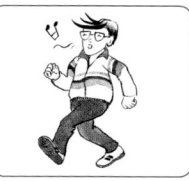

가능한 걷기 등 운동을 한다.
수술후라고해서 가만히 누워있기만 하는 것은 좋지 않다. 하지 정맥혈전이나 폐렴을 예방하고 장의 기능을 좋게 하기 위해 가능한 많이 걷도록 한다.

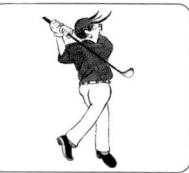

복근을 사용하는 동작은 하지 않는다.
배의 상처가 낫기 위해서 최소 2주는 걸린다.
수술 후 1개월은 복근을 사용하지 않도록 한다. 특히 무거운 것을 들거나 골프처럼 몸을 비트는 운동을 피하도록 한다.

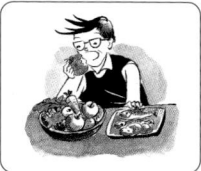

잘 씹어서 천천히 소량씩 먹는다.
수술 후 1개월째가 가장 장의 유착이 심해지는 시기로 수술 후 2개월째에는 장 폐색을 일으키지 않도록 주의한다. 채소나 과일 등 섬유질이 많은 음식을 소량씩 잘 씹어서 먹도록 한다.

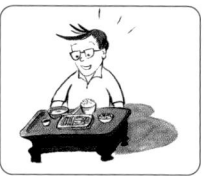

폭음 폭식은 절대 금물
수술 후 체중이 줄기도 하는데 수개월이 지나면 원상복귀된다. 먹는 양은 평소 7~8할 정도의 양을 먹도록 한다.

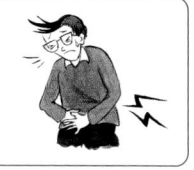

불쾌한 증상이 나타나면 주치의와 상담한다.
기분이 나쁘고 구역질, 복통 등의 불쾌한 증상이 나타나면 참지 말고 주치의를 찾아 상담하도록 한다.

폐색성 대장암의 치료

진행된 대장암으로 대장이 막혀 배변도 못하고 방귀도 나오지 않는 상태를 말한다. 이런 상태에서는 배가 불러지고 복통이 심하며 토하게 된다. 토물은 대변 냄새가 난다. 장이 터질 가능성이 있으므로 응급상황이다.

치료는 우선 스텐트 삽입을 시도한다. 스텐트는 자가 팽창성 금속망으로 막힌 틈새로 가이드 와이어 통해 집어넣으면 벌어진다.

스텐트 삽입은 반드시 성공하는 것도 아니며 때로는 장이 천공되기도 한다.

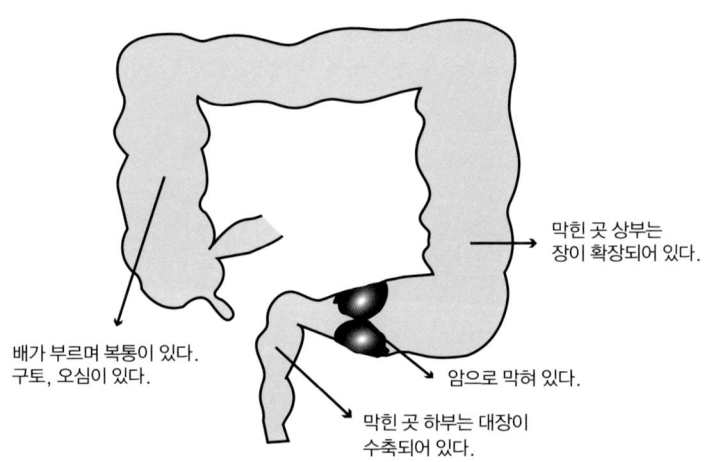

●● 폐색성대장암의 증상

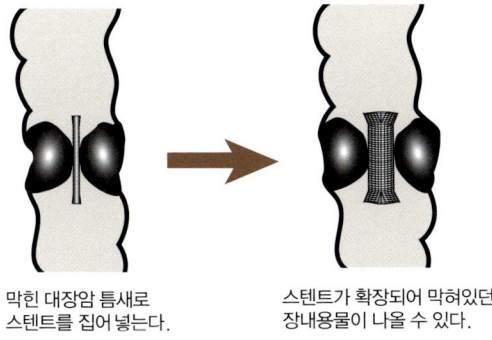

●● 폐색성대장암의 스텐트삽입술

스텐트 삽입에 실패하면 응급수술을 시행한다. 대개 막힌 곳보다 상부쪽 장(대개 결장, 때때로 소장)을 복벽 바깥으로 빼내어 장루를 만들어 준다. 장루를 통해 장 내용물이 다 빠져 나오고 장의 부종이 가라앉으면 암을 절제하는 수술을 하게 된다.

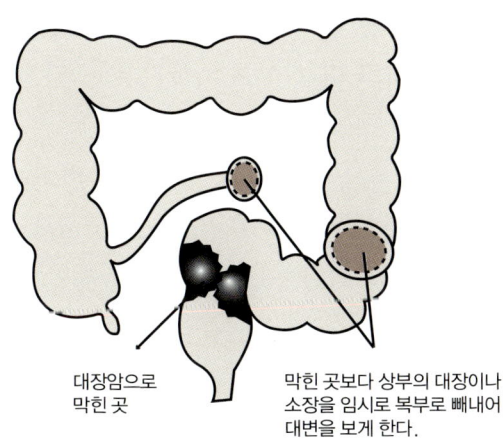

●● 스탠트 실패시의 응급 대장루, 소장루수술

09 / 대장암의 방사선 치료

방사선치료는 고에너지 방사선을 이용하여 암세포를 소멸시키는 암치료법이다. 방사선은 암세포와 건강한 세포 모두에게 영향을 줄 수 있으나 여러 방법과 기술을 이용하여 정상 조직에는 영향을 덜 주면서 암세포를 파괴하여 치료하게 한다.

방사선을 암에 조사할 경우, 암세포를 즉시 죽이지는 못하지만 암세포가 분열, 증식하는 기능을 파괴하여 새로운 암세포가 분열, 생성되지 못하게 하고 더 이상 분열하지 않는 암세포는 수명이 다해 죽게 된다.

항암화학요법이 전신치료법인데 반해 방사선치료는 국소치료법이다. 결장암에 방사선을 쬐면 소장에도 함께 조사되므로 부작용이 커서 결장암에는 거의 시행하지 않고 직장암과 항문암에 주로 사용한다. 직장암은 인체의 골반이 좁고 주위에 뼈, 방광, 자궁, 전립선 등이 있어서 수술로 암을 완전히 절제하지 못하는 경우도 있다. 이 경우 방사선 치료를 하게 되면 국소재발이 현저히 줄어든다.

직장암의 방사선 치료는 일종의 보조치료요법이다.

방사선치료는 고에너지 방사선을 이용하여 암세포를 소멸시키는 암치료법이다. 항암화학요법이 전신치료법인데 반해 방사선치료는 국소치료법이다.

방법은 수술 전, 수술 중, 수술 후 방사선 치료를 하지만, 최근에는 수술 전에 방사선을 쬐는 방법이 많이 사용된다. 항암화학요법과 병행하면 방사선 치료의 효과가 증강되므로 보통 같이 시행한다.

방사선 치료의 적응증

진행된 직장암

수술 전에 방사선 치료를 하면 국소재발률이 떨어지고 크기가 커서 절제 불가능했던 암도 크기가 줄어 들어 절제가 가능해진다.

항문에 가까운 하부직장암

이전에는 항문입구에서 7cm 하방에 있는 직장암은 항문을 없애는 수술(복회음 절제술)을 하였으나 최근에는 수술 전 방사선-화학요법으로 항문입구에서 3~4cm 되는 직장암도 항문을 살리는 수술(초저위 직장절제술)이 가능하게 되었다.

항문암

항문암 중 편평 상피암은 방사선 치료만으로도 완치가 가능하다.

치료결과도 항문을 없애는 복회음 절제술을 시행한 것과 비슷하여 편평 상피암은 방사선 치료가 주된 치료법이다.

고령이거나 전신상태가 좋지 않은 직장암
 90세 가까이 된 직장암에 걸린 할머니가 몸이 쇠약하여 수술을 받지 않으셨는데, 생존하신 기간 동안 변실금, 악취 등으로 환자 자신과 보호자가 고통을 받았다. 이런 경우에는 방사선치료만 받았어도 직장암의 크기가 줄어들어 삶의 질이 훨씬 좋아졌을 것이다.
 방사선 치료만으로도 직장암의 25%는 치료된다는 보고도 있다.

골반 뼈에 침윤되거나 재발된 환자
 이런 환자는 방사선 치료를 하면 통증이 완화되며, 경우에 따라서는 완치되기도 한다.

직장암의 방사선치료

하부직장암의 수술 전 방사선 치료의 목적
 종양의 축소, 진행도(병기)의 개선, 암세포 활성의 저하, 국소재발의 억제, 근치성 향상, 근치 수술 시 항문보존 등의 목적으로 시행한다.

직장암 수술 전 방사선 치료

직장암이 전이되는 림프절은 상직장 정맥을 따라가는 윗방향뿐만아니라 측방향으로도 분포되어 있다. 직장암의 완치율이 결장암보다 떨어지는 이유중 하나가 이 때문이다. 일본에서는 측방림프절 절제술을 같이 시행하는데, 방광과 생식기에 분포하는 신경이 절단될 수 있어 합병증이 발생할 가능성이 높다.

수술 전 방사선치료를 하면 측방 림프절 절제술을 한 것과 비슷하게 국소재발률이 떨어지고 완치율이 높아진다.

좁은 골반강 내에 있는 직장암은 주위 조직에 침윤되기 쉬워 재발이 잘된다. 이런 경우에도 수술 전 방사선 치료가 도움이 된다. 수술 전 방사선 치료가 수술 후 방사선치료보다 유리한 점은 암의 크기가 작아져 수술이 용이하다는 점 외에도 방사선을 미리 받았던 직장을 잘라내고 방사선을 받지 않았던 신선한 결장을 끌어내려 문합하므로 수술 후 배변감이 좋아져 삶의 질이 높아진다.

직장암 수술 후 방사선치료

일반적으로 절제가능한 직장암의 경우 국소 재발률이 15~45%에 이른다. 방사선 치료를 하지 않고 수술을 하였을 때, 조직검사 결과, 림프절 전이가 많이 되어 있는 경우에는 수술 후리도 빙사신지료를 하는 것이 좋다.

방사선 치료 방법

방사선 치료시마다 암세포가 죽고, 죽은 세포들은 몸 밖으로 배출되어 종양의 크기가 줄어들게 된다. 건강한 정상세포의 대부분은 회복되지만 일부가 회복되지 않아 탈모, 구토, 식욕부진, 피부발적 등 부작용이 생긴다.

방사선 선량은 암의 크기, 종류, 침윤정도, 조직학적 분화정도와 방사선 반응성에 따라 결정된다. 치료계획을 세울 때 복잡한 계산과정을 거쳐 방사선선량과 조사시간을 산출하며 여러 각도에서 방사선을 조사하는데 이는 정상조직에는 최소한의 방사선량을 주면서 종양에는 최대의 선량을 주어 최대효과를 주기 위함이다.

방사선 치료 순서

방사선치료는 다음과 같은 순서로 진행된다.

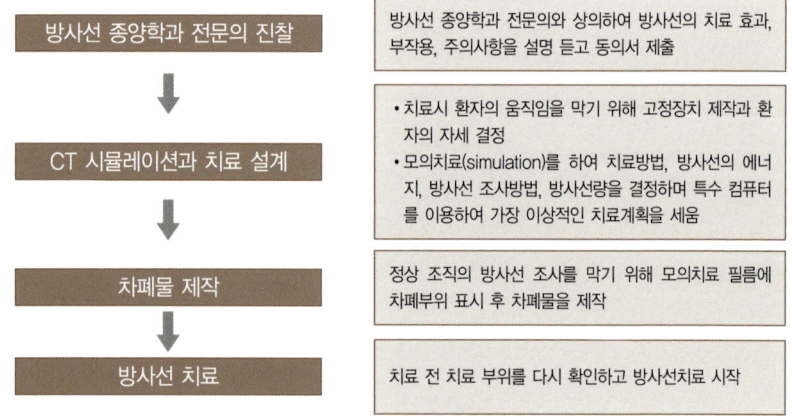

●● 방사선치료의 순서도

방사선 치료 시 주의사항

치료대 위에서는 편안한 자세를 취한 후 움직이면 안 된다. 치료 설계 시 몸에 특수 잉크로 방사선 치료부위를 표시하는데 지우면 안 된다. 이것이 지워지면 치료계획을 다시 세워야 하기 때문에 환자가 불편하게 된다. 목욕은 몸의 표시를 지워지게 할 수 있고 방사선은 피부를 약화시키므로 뜨거운 물로 목욕하거나 때를 밀면 피부손상을 가져와 이차 염증을 유발하기도 하므로 방사선 치료기간 중에는 하지 않는 것이 좋다.

방사선치료 중 매주 한 번씩은 일반 혈액검사를 시행하게 되며 필요에 따라 여러 검사를 시행하게 된다.

방사선치료를 위해 방사선 종양학과(전에는 치료방사선과라고 불렀다) 전문의가 지금까지의 검사결과를 보고 치료계획을 세운다.

방사선 치료부위가 결정되면 치료부위 밖의 정상조직에는 방사선을 받지 않도록 납으로 차폐물을 제작하거나 다엽콜리메이터를 이용한다.

방사선 치료

치료계획이 완료되고 납 차폐물이 모두 만들어지면 방사선 치료가 시작된다. 방사선치료는 일주일에 월, 화, 수, 목, 금 5일만 실시하고 토, 일, 공휴일은 쉰다. 보통 하루에 1.8 cGy를 조사받으며 보통 28번 시행하여 총 5,080 cGy를 조사받게 된다.

cGy (센티그레이)
1cGy는 일반인이 X선 촬영을 40~50회 했을때 받는 방사선의 양을 말한다.

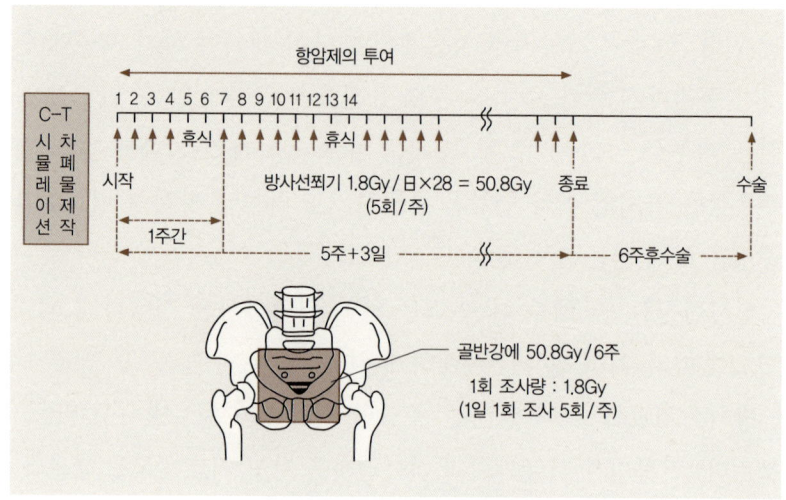

●● 수술전 방사선 화학요법의 예

    한 번의 치료 시간은 보통 10분~15분 정도이다. 매일 시간 약속을 하여 통원치료로 방사선치료를 한다.
    보통 방사선종양학과 전문의에게 1~2주마다 진찰을 받게 된다. 방사선치료가 종료되면 6주 후에 수술을 한다. 수술 전에 대장내시경, CT 등을 시행하여 직장암의 크기가 얼마나 줄었는지 등을 다시 검사하게 된다.

10 직장암의 수술

　　　　　　　　　직장의 길이는 15cm정도 밖에 되지 않지만, 대장암 전체의 약 40%가 직장에서 발생한다. 이것은 대변이 직장에 오래 머무르면서 자극을 하기 때문이다.
　보통 흔히 직장암과 대장암이 다른 것이라고 알고 있는 사람들이 있는데, 직장은 대장의 맨 끝부분 15cm를 말하는 것으로 직장암은 대장암에 속하는 것이다. 그런데 직장암은 결장암보다 무섭게 느껴진다. 왜냐면 항문에서 가까운 직장암은 항문을 도려내고 복부에 결장루(인공항문)를 만드는 수술(복회음 절제술)을 해야 하기 때문이다. 즉 하부 직장암 수술 후에는 항문이 없어지기도 한다. 과거에는 항문에서 7cm 하방의 직장암은 복회음 절제술을 하였으나 최근에는 항문에서 3~4cm떨어진 직장암까지도 항문을 살리는 수술을 시도하고 있다.
　직장은 깊고 좁은 골반 안에 있기 때문에 수술 공간이 협소하여 수술자체가 어려우며, 주위에 방광, 전립선, 자궁, 질 등이 붙어 있고, 배변이나 성기능을 컨트롤 하는 자율신경이 있으며 항문관에는 항문괄약근이 있어 섬세한 수술을 요한다.

직장암은 결장암보다 무섭게 느껴진다. 왜냐하면 항문에서 가까운 직장암은 항문을 도려내고 복부에 결장루(인공항문)를 만드는 수술(복회음 절제술)을 해야 하기 때문이다.

결장의 림프관 흐름은 상방의 복강 안을 통해 중심부로 가지만 복막 반전부 하방의 직장의 림프관 흐름은 상방 복강 안으로 가기도 하지만, 일부는 측방을 통해 내장골 정맥, 대정맥, 심장, 폐로 가기 때문에 폐전이가 다른 결장암보다 흔하다. 따라서 직장암의 예후는 결장암보다 좋지 않다.

직장암의 수술

직장을 크게 3등분하여 상부직장(Rs), 중부직장(Ra), 하부직장(Rb)으로 나눈다.

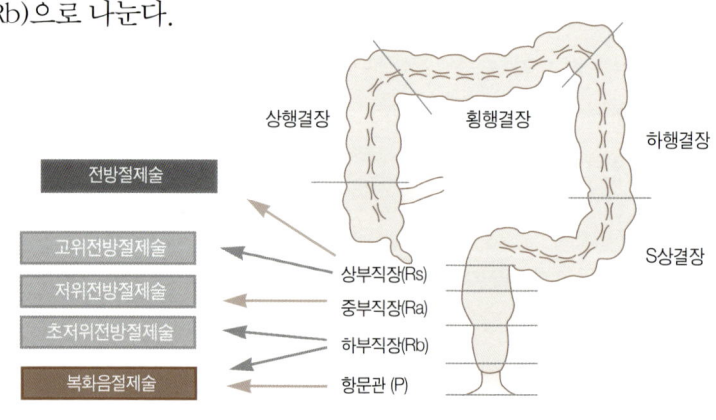

●● 직장암에 대한 주요한 수술방법

직장절제술 증후군
암 수술 후 여러 가지 변화가 생기게 되는데, 특히 직장암의 경우 다른 부위의 결장암에 비해 심하게 나타난다. 직장암 수술은 직장을 절제하고, 림프절을 제거하며 이후 대장과 남은 직장 혹은 항문을 연결하게 되는데 이러한 수술방법을 전방(직장)절제술 또는 저위전방(직장)절제술이라고 한다. 이 수술을 하게 되면 처음 6개월간은 대변을 하루에도 5~10차례 이상보며, 소변은 보기가 힘들고, 성기능 장애 등이 발생하는 경우가 있는데, 이러한 변화를 '전방절제술 증후군'이라고 한다.

상부직장의 수술

상부직장의 암은 위쪽으로 10cm 이상, 아래쪽으로 3cm이상 절제한다. 이를 전방절제술이라고 하며, 수술 후에는 직장이 많이 남아 있기 때문에 배변기능 장애는 적다.

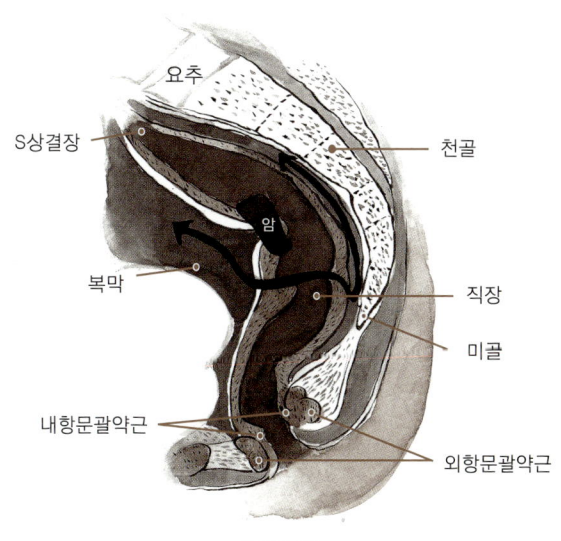

●● 전방절제술

중부직장의 수술

암보다 위쪽은 10cm, 아래쪽은 3cm의 직장을 잘라낸 후 문합한다. 저위전방 절제술이라고 한다.

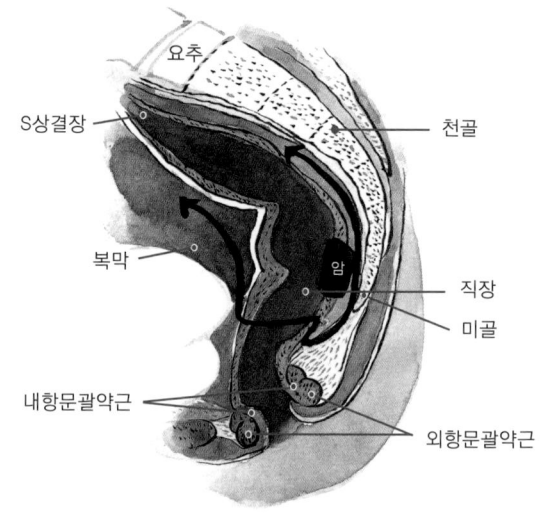

●● 저위전방절제술

하부직장의 수술

항문입구에서 6~7cm 하방에 위치한 직장암의 수술을 말한다. 이곳은 림프액의 흐름이 윗방향뿐만 아니라 측방향으로도 흐른다. 또한 복막반전부 하방에 위치하여 문합 후에도 문합부 누출의 위험이 크다. 수술은 크게 2가지가 있다. 암 부위를 절제하고 항문관과 결장을 문합하는 초저위 전방 절제술과 항문을 절제하고 S상결장루를 만드는 복회음 절제술이 있다. 최근에는 항문을 보존하는 수술을 선호하고 있다.

초저위 전방 절제술

항문을 살리기 위해 보통 수술 전 약 6주간에 걸쳐 방사선 조사를 하여 암의 크기를 줄인 후 시행한다. 그림의 굵은 선처럼 잘라낸 후 위쪽의 대장을 항문 쪽으로 끌어내려 항문쪽에서 봉합하여 문합한다.

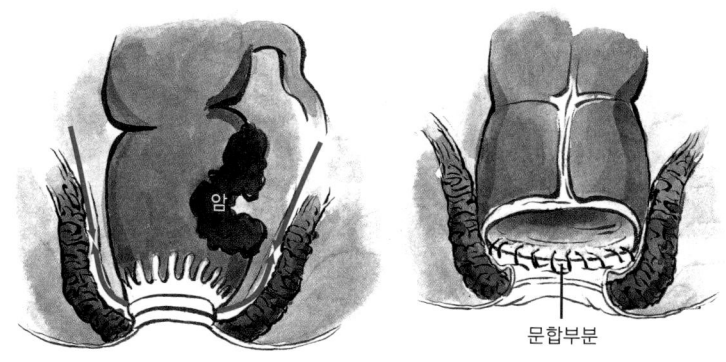

●● 항문관을 통한 결장항문문합술
└ 직장암이 항문 가까이에 있는 경우 암이 있는 직장을 절제한 후 절제한 상부의 장을 항문에 바로 연결하는 수술이다.

방사선 조사를 하였을 경우 조직이 약해지고 항문 괄약이 약해져 있어 소장의 끝부분인 회장을 빼내어 회장루를 만들어 두었다가 3~6개월 후에 복원하여 항문으로 배변을 하게 한다.

항문을 없애는 복회음 절제술(마일스씨 수술)

직장과 항문관을 절제한 후 항문 쪽 회음부 피부는 완전히 봉합하고 S결장을 좌하복부로 빼내어 영구 결장루를 만든다. 결장루에는 장루주머니를 달아서 배변하게 된다.

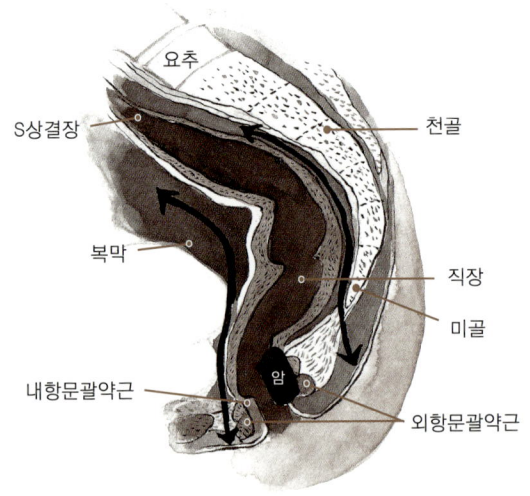

●● 복회음절제술(마일씨수술)

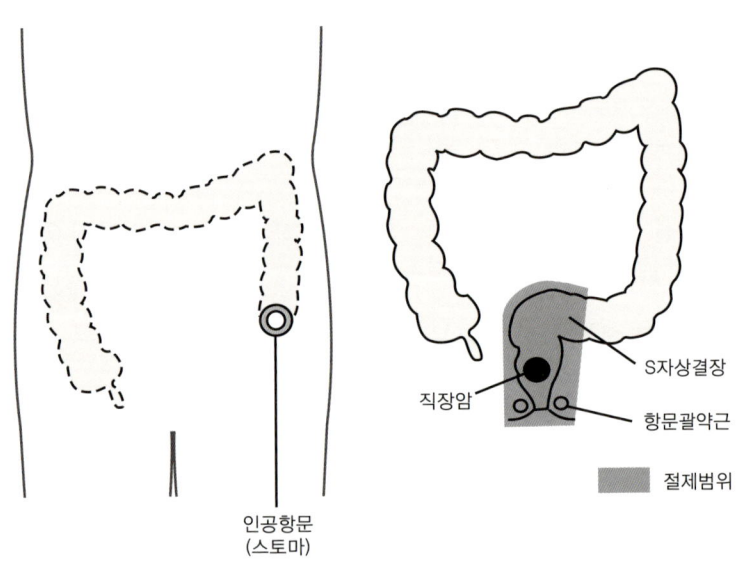

●● 복회음 절제술의 모식도
ㄴ 항문과 직장을 절제하고 S상결장 끝 부분을 복부로 빼내어 장루를 만드는 수술이다.

경항문 종양 국소제거술

경항문 종양제거술은 직장에 많이 진행되지 않은 종양이 있을 때 항문을 통하여 종양을 절제하는 수술 방법이다. 암이 초기 상태일 경우 배에 상처를 남기지 않고 수술할 수 있는 장점이 있으나 림프절 제거를 하지 못하므로 진행된 암일 경우에는 하지 않는다.

11 / 복강경 대장암 수술

복강경 대장암 수술

보통 배꼽 부근에 약 1~1.5cm의 절개를 한 후에 복강 내에 탄산가스를 주입하여 배를 부풀린 후 포트(투관침)를 박아 복강 내에 복강경 카메라를 집어넣고, 이 복강경 카메라를 TV와 유사한 모니터에 연결한 다음 복부에 약 0.5cm~1cm의 절개창을 4~5개 정도 만든 후 포트를 설치하여 이 포트에 겸자를 넣어 이 겸자로 수술하는 것이다. 이 때 카메라로 고화질의 확대영상이 모니터를 통해 비춰지게 되고 이것은 외과의사의 눈과 같은 역할을 하게 되며, 특수 제작된 복강경기구들은 손과 같은 역할을 하게 된다. 수술에 사용되는 도구와 기술은 지금도 점점 발전하고 있는 중이다.

복강경수술은 수술자와 조수가 복강경에 연결된 모니터를 보면서 손으로 겸자를 잡고 마음대로 조정할 수 있는 훈련을 받아야 한다.

복강경 수술 시 사용하는 기구는 0.5cm(혹은 1cm)의 포트를 통과해야 하므로 길고 가느다란 형태이다.

이 겸자를 이용하여 장을 박리하고 자르고 봉합한다.

대장암의 복강경수술은 기존의 개복술과는 달리 커다란 절개창 없이 복강경용 카메라와 복강경수술용 기구들이 들어갈 수 있는 작은 절개공들을 통해 수술하는 방법을 말한다.

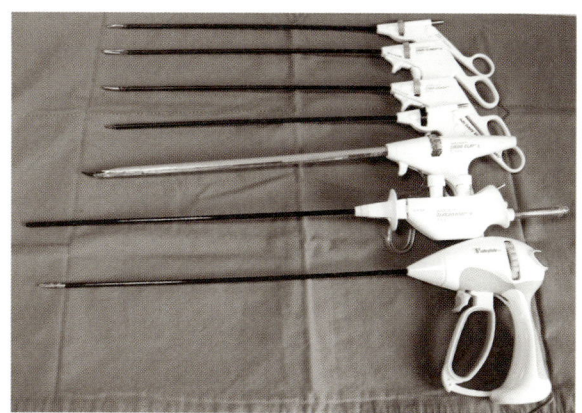

●● 복강경수술에 이용되는 겸자

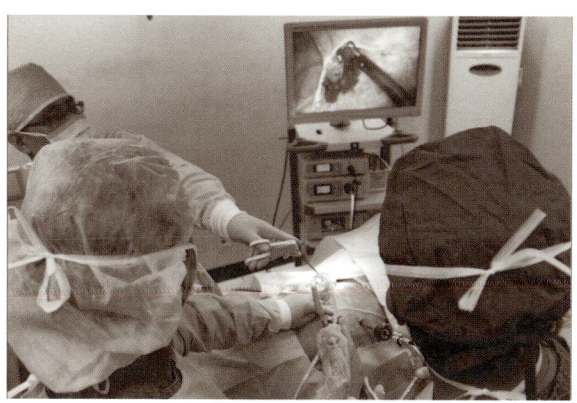

●● 복강경 수술장면
ㄴ 복상 내에 복강경용 카메라가 들어가고 모니터로 전송된 영상을 보며 수술한다.

[복강경 대장암 수술의 장·단점]

장 점	• 통증이 적다. • 장운동의 조기 회복과 음식물 조기 섭취(조기보행, 조기 퇴원, 조기 직장 복귀 가능) • 절개창이 작다. 흉터가 작아 미용적으로 좋다. • 수술결과(재발율, 완치율)가 좋다. • 수술시야가 좋다. 확대되고 직장암 수술시 좁은 골반강이 잘 보인다. • 합병증이 적다. (폐합병증, 수술창 감염, 장유착 등) • 수술 중 출혈이 적다.
단 점	• 복강경에 숙련된 외과의사가 있어야 한다. • 숙련된 수술술기를 요하며 따로 훈련이 필요하다. • 수술 부위를 만질 수가 없어 조기대장암은 위치파악이 어렵다. • 비용이 더 든다. 의료보험이 적용되지 않았던 경우에는 개복수술보다 약 300만원정도 추가 되었으나 최근에는 의료보험이 적용되어 100만원정도 비용이 추가된다. • 대장암이 너무 진행되어 복강 내 공간이 없으면 사용하기 힘들다. • 수술시간이 약간 길다.

　최근에는 개복 수술방법보다는 복강경으로 수술하는 병원이 늘고 있다. 산부인과에서 불임수술인 난관 결찰술에 복강경을 처음 사용한 이후 외과분야에서는 담낭 적출술에 이용해오다가 대장암은 1991년 제이콥스(Jacobs)가 우반결장 절제술에 처음으로 이용하였다.

　대장암의 복강경수술은 기존의 개복술과는 달리 커다란 절개창 없이 복강경용 카메라와 복강경수술용 기구들이 들어갈 수 있는 작은 절개공들을 통해 수술하는 방법을 말한다. 따라서 수술 후 통증이 적고, 회복이 빠르며 조기에 일상생활 복귀가 가능하다. 상처가 작아 미용적인 측면에서도 장점이 있다.

최근 연구에 의하면 개복수술에 비해 재발률이 낮고 완치율이 더 높은 것으로 나타나면서 현재 우리나라는 대장암 수술의 약 40%를 복강경 수술로 하고 있는 것으로 추정되며 향후 더 늘어날 것으로 생각된다.

복강경 대장암수술 결과

복강경 대장암수술과 개복 대장암수술의 결과
복강경 대장암 수술의 초기 결과는 개복수술 결과와 대등(재발률, 완치율)하다고 하였으나, 최근의 보고들은 복강경 수술이 개복수술보다 완치율을 높고 재발율이 낮다고 보고되고 있다.

[2002년 Lacy 등의 연구]

구 분	복강경 수술	개복수술
재발률	17% (통계적으로 우수)	27%
3기 5년 생존	84% (통계적으로 우수)	48%

* 대상 : 219명의 대장암 환자,　* 추적기간 : 43개월

복강경 대장암 수술의 안전성
복강경수술은 개복술만큼 안전하다. 복강경수술은 확대된 시야 하에서 세밀한 조작이 가능하기 때문에 정밀한 수술이 가능하다 일단 배꼽을 통해 카메라를 삽입한 후 복강내부 및 병변을 관찰하

게 되고 간혹 복강경수술이 불가능하다고 판단되면 개복술로 전환하게 된다. 주위 장기로의 침범이 심한 경우, 암덩어리가 너무 큰 경우, 환자의 비만도가 너무 심한 경우 등에는 복강경 수술의 적용이 어려울 수 있다.

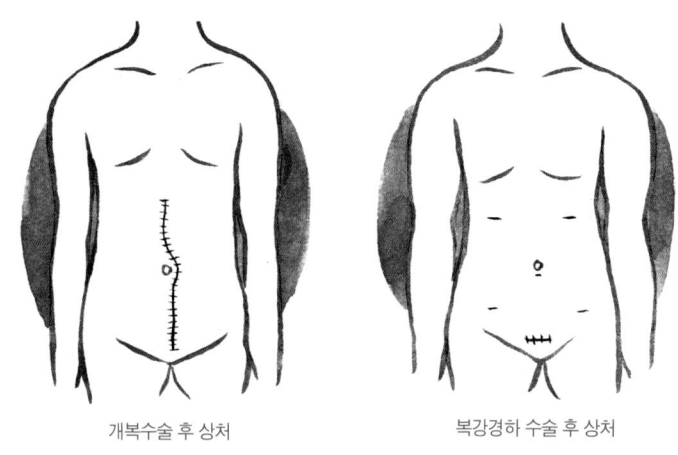

개복수술 후 상처 　　　　　복강경하 수술 후 상처

●● S상 결장절제의 경우 개복수술, 복강경하수술의 술후 상처

로봇수술

로봇수술은 복강경수술의 일종이라고 할 수 있다. 외과의사가 로봇을 조정하는 수술실 콘솔에서 3차원 영상을 보면서 로봇의 팔을 조종하여 수술을 한다.

로봇팔은 관절이 있어 복강경보다 다루기 쉽고 봉합을 하기도 쉽다. 또한 손떨림을 보정해주어 정교한 수술이 가능하다. 원래 전립선 절제술은 골반강 깊은 곳에 있어 복강경으로 수술하기가 조금 힘들어 로봇수술을 이용하게 되었으며, 현재 직장암 수술에도 이용하고 있다.

　단점으로는 수술시 손에 감촉이 느껴지지 않아 사고가 간혹 날 수 있고, 로봇의 제조사에서 로봇팔을 10회밖에 사용할 수 없도록 만들어 유지비가 많이 들어 수술비용이 많이 든다. 수술 시 로봇 이용료만 1,000만원 이상 들며 수술비, 입원료까지 총 2,000만원 가까이 들어 경제적 부담이 많다. 현재 국산 로봇도 개발 중에 있다.

복강경을 이용하여 할 수 있는 대장수술
크론씨병, 궤양성 대장염, 게실염, 충수돌기염, 양성종양에서부터 진행성 결장암 및 직장암에 이르기까지 개복술로 시행되었던 대부분의 수술들이 복강경을 이용하여 수술이 가능하다.

대장암 수술 후 관리

수술은 대장암치료의 끝이 아니고 시작이라고 생각해야 한다. 수술 후 추적검사나 항암치료는 생존율을 크게 향상시킨다. 또한 몸에 이상이 생기면 정기적인 진찰일이 아니더라도 즉시 주치의를 찾아 상담하는 게 좋다. 주치의를 평생 애인처럼 생각하고 도움을 받아야 한다.

대장암 수술 후 재발은 간, 폐, 복막 등이며 이런 재발을 빨리 발견하기 위해 추적검사를 요한다. 추적검사 중 종양표지자인 CEA가 상승되었으나 위의 검사들로 재발부위를 발견할 수 없을 때에는 PET검사를 시행하기도 한다.

1기암은 재발율이 높지 않으므로 수술 후 2년까지는 6개월에 한 번씩 그다음은 3년간 1년에 한 번씩 추적검사를 하면 될 것으로 보인다. 보통 대장암은 수술 후 2년까지는 3개월에 한 번씩 그 다음 3년간은 6개월에 한 번씩 추적검사를 요한다. 그 후 10년까지는 1년에 한 번씩, 10년 이후는 2년에 한 번씩 검사한다.

12 / 대장암 수술 후 후유증

　　　　　　　　수술이나 마취와 관련된 합병증은 점점 감소하고 있는 추세이다. 노인들의 수술이 늘고 있고 심장질환으로 스텐트를 넣은 분도 많고 당뇨병도 많아 수술전 검사 등을 통해 합병증을 줄이도록 노력해야 한다.

　수술 후 흔히 생길 수 있는 합병증으로는 출혈, 문합부 누출, 창상감염, 장 마비 등이 있을 수 있다.

폐합병증

　폐에 가래가 고여서 생기며 무기폐, 폐렴 등이 있다. 수술 후 폐합병증을 예방하기 위해서는 기침, 가래 뱉어내기 등을 해야 하는데 복통이 있어 하기 어려운 경우도 있다. 이런 때는 심호흡, 등 두드려 주기 등도 도움이 된다.

대장암 수술 후 흔히 생길 수 있는 합병증으로는 출혈, 문합부 누출, 창상감염, 장 마비 등이 있을 수 있다.

문합부 누출

문합부 누출이란 장을 절제한 후 연결한 연결부위에 틈이 벌어지면서 장내용물이 복강내로 누출되는 경우를 말한다. 수술환자 중 2~4% 정도 발생될 수 있다고 알려져 있으며, 결장보다는 직장에서 좀 더 흔하여 7~10%에서 발생한다. 문합부 누출이 되면 장 내용물이 복강내로 나와 복막염이 된다. 누출이 미미한 경우에는 금식하고 항생제를 쓰면서 지켜볼 수도 있지만 대개는 일시적 회장루를 조성하여 대변이 문합부를 통해 지나가지 않게 하면 복강내로 누출되는 것을 막을 수 있다. 대개 문합부 누출 부위는 시간이 가면 저절로 아물어 붙게 된다. 회장루 조성 후 약 3개월 정도 지난 후에 검사를 하여 완치되었음을 확인한 후 회장루를 다시 원상 복구시키는 수술을 하게 된다.

장폐색

건강한 성인의 경우에는 복강 내에 있는 소장, 대장, 위, 복막 등의 장기들이 기름을 발라놓은 것처럼 서로 들러붙지 않고 미끄러지도록 되어 있다. 그러나 개복해서 수술하게 되면 이러한 장기들이 염증이 생겨 서로 들러붙을 수 있고 소장이나 대장이 복강 내에서 다른 부위에 달라붙는 것을 장유착이라고 한다.

장이 꼬이거나 꺾인 상태에서 유착이 일어나면 장 내용물이 밑으로 내려가지 않는 장폐색 증상이 나타나게 된다. 장유착에 의한 장폐색은 수술 후 발생하는 가장 흔한 합병증 중의 하나이며, 이를 예방하기 위해서는 수술 다음날부터 걷기 운동을 하는 것이 좋다.

배뇨장애 및 성기능 장애

에스자상결장암 또는 직장암 수술 시 암이 배뇨와 성기능에 관여하는 신경에 침범되어 있거나 아주 근접한 경우 불가피하게 신경을 같이 절제하기도 한다. 또한 수술 시 신경을 절제하지 않더라도 암 절제수술로 인해 신경으로 가는 혈액 공급이 차단되어 수술 후 일시적으로 배뇨장애 및 성기능 장애가 나타날 수 있다. 배뇨장애는 이러한 원인 이외에 수술 후 투여 되는 진통제에 의해서도 생길 수 있다.

직장암 수술의 경우 대부분 일시적으로 배뇨장애가 발생하기 때문에 수술 후 약 5일째까지 배뇨관(소변줄)을 요도를 통해 방광 내에 유지시킨다. 배뇨관 제거 후에도 배뇨가 불가능하거나 불완전한 경우가 있는데 이 경우 배뇨관을 다시 삽입하며 시간이 지나면 대부분 정상으로 돌아오게 된다.

성기능 장애는 남성의 경우, 발기가 안 된다든지 또는 사정하는 느낌은 있는데 정액이 나오지 않는 경우(이를 역행성 사정이라고 한다)가 생길 수 있다. 이러한 증상이 지속되면 담당의사나 비뇨기과 의사와 상담하는 것이 필요하다. 여성은 성관계 시 윤활액이 적어지거나 통증을 느낄 수 있다. 이러한 경우에도 부인과 의사의 진료를 받아 보는 것이 좋다.

수술 후 성기능 장애는 수술로 인한 신경차단 등의 원인보다 암으로 인해 느끼는 불안감, 스트레스 등이 더 큰 원인인 경우도 있다.

배변 습관의 변화

우측 결장을 절제하거나 대장의 많은 부분을 절제한 경우 묽은 변을 자주 보는 증상이 나타날 수 있지만 대개 수술 후 몇 달이 지나면 횟수도 줄어들고 변의 굳기도 정상화된다.

직장암으로 직장의 일부 또는 대부분을 절제한 경우에는 대변을 저장했다가 모아서 배출하는 직장이 없어져서 수술 후 변을 자주 보는 증상이 나타날 수 있다. 심한 경우 하루에 10~20번 배변하는 경우도 있다. 항문으로부터 암이 떨어졌던 거리와 직장을 일마만큼 절제했는지에 따라 증상의 정도가 결정된다. 이러한 증상은 시간이 지나면서 점차 나아져 수술 후 6개월까지 크게 호전되고 그 이후 약 2년 정도 되면 불편한 증상은 대부분 없어진다.

항문 주위의 통증

화장실에 자주 가게 되면 항문 주위가 헐어 통증이 발생할 수 있다. 이런 경우에는 배변 후에 휴지보다는 비데를 사용하는 것이 좋다. 비누는 피부를 더 자극시키기 때문에 사용하지 않는 것이 좋으며, 물로 씻은 후에는 자연스럽게 물기를 없애는 것이 좋다. 속옷은 너무 끼이지 않는 것을 착용한다. 베이비 파우더를 항문 주위에 뿌리는 것도 도움이 될 수 있다.

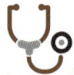

이런 경우 의사와 상의하세요
- 3일 이상 대변을 보지 못한 경우
- 항문 주위와 변에 피가 보이는 경우
- 대변 완화제를 사용했는데도 1~2일 내로 대변을 보지 못한 경우
- 위경련이나 구토가 지속되는 경우
- 배가 빵빵하게 불러오고, 메스껍고, 토하고, 대변 뿐만아니라 가스 배출도 안되는 경우
- 배에서 물 흐르는 소리가 심하게 나고, 배가 아픈 증상이 동반되는 경우

13 대장암의 항암요법

대장암 2기의 경우 림프절 전이가 없으므로 대장암 부위만 잘 절제하면 이론적으로는 재발이 없어야 하지만, 약 20~30%는 재발하게 된다. 이것은 눈에 보이지 않는 미세한 암세포가 몸에 남아 있기 때문이다. 수술로 암을 절제한 후에 이런 미시적인 암세포를 없애는 것이 항암화학요법의 목적이다.

항암화학요법을 시행하면 2기암은 재발률을 5~6% 떨어뜨리고, 3기암은 재발률을 30~40% 떨어뜨리는 것으로 되어 있다. 그러므로 2기 후반, 3기, 4기 대장암은 수술 후 항암요법을 병행해야 한다.

항암화학 요법을 시행하기 전에 환자와 가족들은 환자의 상태와 치료의 목표, 약제의 종류, 약에 따른 효과와 부작용 정도, 치료기간 등에 대해 주치의와 상의하는 것이 바람직하다.

병기에 따른 재발률은 표와 같다.

항암화학요법을 시행하면 2기암은 재발률을 5~6% 떨어뜨리고, 3기암은 재발률을 30~40% 떨어뜨리는 것으로 되어 있다.

[병기에 따른 5년 생존율과 재발률]

병기	5년생존율(%)		재발률(%)
	결장암	직장암	
1기	90.6	89.3	3.7
2기	83.6	76.4	12.5
3기 a	76.1	64.7	24.1
3기 b	62.1	47.1	40.8
4기	14.3	11.1	-

출처 : 대장암 치료가이드라인, 의사용 2005년판, 카나이출판, 도쿄, 일본

    2기 후반 3, 4기가 항암치료에 적응이 된다. 2기 후반에서는 재발률을 약 5% 감소시키고 3기에서는 재발률을 약 30~40% 감소시켜 결과적으로 5년 생존율을 10% 이상 향상시킨다. 4기암은 생존기간을 2배 이상 늘려 준다.

[대장암 수술후 항암화학요법과 생존율]

구분	1기	2기	3기	4기
항암화학요법	시행하지 않음	2기 후반부터 시행	시행	시행
치료 시 생존율 향상	없음	5%	10%이상	생존기간 2배 증가

항암치료를 시행하는 경우
- 보조적 항암치료 : 대장암 수술 후 재발억제, 미세암 세포제거, 암의 완치율 증가
- 고식적 항암치료 : 진행된 암환자의 증상을 덜어줌
- 근치적 항암치료 : 수술이 불가능하고 근본적인 절제가 불가능하여 수술 후 재발한 암에 대한 근치적 목적
- 선행적 약물치료 : 수술 전 시행하여 크기를 줄여 수술이 가능하도록 유도한다. 치료의 완치율을 높이고자 시행한다.

항암제의 종류

 암은 수술을 통해 제거하는 것이 가장 바람직하지만 막상 수술 시에 보면 생각보다 심한 경우가 있다. 수술 소견과 수술로 절제한 조직 검사로 암의 병기(진행정도)를 판정하게 되고 수술 후 치료방침에 대해 결정하게 된다.
 재발을 억제하고 생존율을 향상시키기 위해 보조적 항암 치료는 필수적이다. 진행된 대장암에서 여러 가지의 항암제가 사용되고 항암효과를 상승시키기 위하여 몇 가지 항암제를 동시에 사용하지만 효과에 비하여 부작용이 많이 나타나는 경우도 있다. 따라서 보조적 항암 치료를 위해서는 효과는 좋으면서 부작용이 적은 약제를 사용하여야 한다.
 항암제는 단독 약제만을 사용하기도 하지만 효과를 높이기 위해 여러 약제를 병합하여 사용하는 경우가 많다. 약물은 전신으로 전

달되므로 대장에 있는 암 뿐만 아니라 간이나 폐 등으로 전이된 곳에서도 효과를 보이는 전신치료법이다.

진행된 직장암에서 방사선 치료의 효과를 높이기 위해 보통 항암치료와 병행한다.

[대장암에 사용되는 항암제의 종류]

구분	분류(작용기전)	일반명	상품명
주사약	대사길항제 (antimetabolite)	5-Fu	5-Fu
	알킬화제	옥살리프라틴	옥살리프라틴 등
	토포아이소 머라제억제제	이리노테칸	캠푸토
	엽산유도체	류코보린(LV)	
경구약	불화피리미딘계경구 항암제		
	플로소로우라실	5-Fu	
	테가플 우라실	카페시타빈	젤로다

대장암에 많이 이용되는 항암요법

5-FU와 류코보린 병용요법(FL)

대장암에 가장 많이 쓰이는 항암요법이다. 류코보린은 환원된 엽산으로 5-FU의 항암효과를 강화시킨다. 보통 5-FU와 류코보린을 5일간 정맥주사한다. 28일 주기로 하여 보통 6주기 시행하나 3기 암인 경우 12주기까지 시행하기도 한다.

5-FU와 류코보린에 옥살리프라틴(Folfox) 병용요법

보통 폴폭스(Folfox)요법이라고 부르며 14일 주기로 2일간 시행한다. 보통 12주기 시행하며 5-FU와 류코보린(FL)병용요법보다 강력하다. FL요법 다음으로 많이 사용한다.

현재 결장암 3, 4기에 적용된다. 결장암 2기나 직장암에는 의료보험 적용이 안 되나 직장암은 의료보험 적용을 검토 중이다.

5-FU와 류코보린에 이리노테칸(Folfiri)병용요법

5-FU와 류코보린에 이리노테칸을 병용하여 사용한다. 역시 5-FU, 류코보린 병용요법보다 강하다. 보통 폴폭스 요법이 잘 안 듣는 경우에 사용한다.

역시 결장암 3, 4기의 항암요법에만 의료보험이 적용된다.

경구 5-FU, UFT, 젤로다 요법

경구로 사용되며, 정맥주사 요법의 보조요법으로 사용되기도 하고, 경구제 단독으로 사용되기도 한다.

대장암치료에 사용되는 신약

최근 암세포가 성상하는 데 필요한 성장 인자를 차단하는 신약들이 개발되고 있다. 그 중 하나는 암세포에서 많이 발현되는 표피세포성장인자 수용체를 차단하는 세툭시맙(상품명 : 어비툭스)이고 다른 약은 암의 성장과 전이에 필요한 새로운 혈관 생성을 억제하는 베바시쭈맙(상품명 : 아바스틴)이다. 이들 신약은 단독으로 사용

할 때는 효과가 높지 않으나 기존의 항암제와 병용할 때에는 암의 성장을 늦추고 생존율도 30~40% 향상시키며 항암제를 사용할 때 흔히 나타나는 구토·설사·탈모와 같은 부작용을 더 악화시키지 않는 것으로 알려져 있다. 그러나 의료보험이 적용되지 않아 한 달 약값이 세툭시맙의 경우 600~700만원, 베바시쭈맙의 경우 400~500만원으로 경제적인 부담이 된다. 처음부터 이 약제를 사용하는 것보다도 1차, 2차 치료에 실패한 경우 사용하는 것이 바람직하다.

항암화학요법 기간

암을 완전히 절제한 경우(2기, 3기 및 4기 일부), 재발률을 낮추기 위해 항암화학요법을 6~12개월 동안 시행한다. 그러나 수술이 불가능하거나 수술 후에도 암의 일부가 남아 있는 경우에는 항암치료 기간을 미리 정할 수 없다. 항암화학요법에 대한 반응, 부작용의 정도, 환자의 건강 상태 등에 따라 치료 기간이 달라져 조기 종료하거나 1년 이상 치료를 하는 경우도 있다. 정맥주사 항암요법이 끝난 후 경구용 항암제를 계속 복용하기도 한다.

병원에서는 수술 후 항암투여를 할 경우 특별한 문제가 없는 경우에는 정기적으로 투여를 하게 된다. 항암제를 투여하면 암세포가 많이 죽게 된다. 그러나 암세포만 죽는 것이 아니고 백혈구, 혈소판, 점막등 세포분열이 빠른 정상세포도 손상을 입게 되어 그에 따른 회복기간이 필요하게 된다. 회복 기간 동안 우리 몸은 정상으로 회복되나 암세포는 정상까지는 회복되지 않으므로 이 상태에서 항암제를 쓰게 되고 그러면 더 많은 암세포가 죽게 된다. 정상세포는 항암제를 치료하는 동안 잠시 손상을 받다가 정상으로 회복되고 이러한 과정을 몇 번 반복하면 암세포를 대부분 제거할 수 있다. 따라서 의사의 지시에 따라 몸의 상태 등을 점검하여 주기적으로 항암제를 맞아야 한다.

항암치료의 부작용

항암제는 암세포를 제거하기도 하지만 정상적인 세포에도 영향을 미치게 되므로 부작용을 줄이기 위해 주기적으로 투여한다. 쉬는 기간동안 정상 세포는 회복되기 때문이다. 부작용은 항암제의 종류, 용량, 투여 방법, 투여 기간, 치료기간 등에 따라 다르게 나타난다.

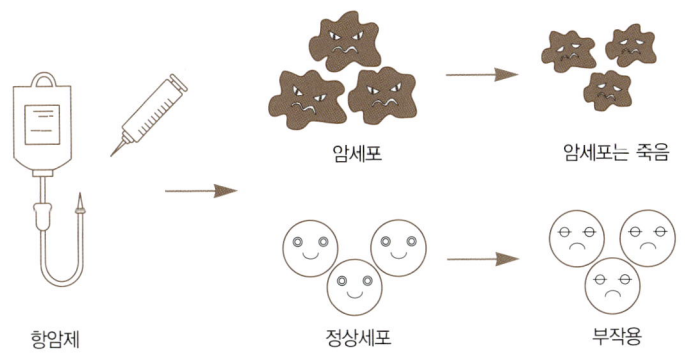

●● 항암제 투여 후 암세포와 정상세포

골수에서 형성된 혈액세포, 구강을 포함한 위장관의 점막세포, 머리카락세포, 그리고 정자, 난자를 만들어 내는 생식세포 등이 영향을 많이 받게 된다. 따라서 이 결과 빈혈이 올 수도 있고, 백혈구와 혈소판 수치가 감소하고, 입안이 헐고, 구토, 설사 등이 동반될 수 있다. 머리카락이 빠지며 생식기능의 장애를 가져오기도 한다. 백혈구가 감소하면 감염에 대한 저항력이 낮아지며, 혈소판이 감소하게 되면 멍이 쉽게 들거나 지혈이 안 되어 출혈이 멈추지 않는 부작용이 나타날 수 있다. 그 외 피부착색이나 피부 발진도 흔하며, 식욕부진이나 구역질 및 구토, 피로감 또는 쇠약감도 환자가 참기 어려운 부작용이다.

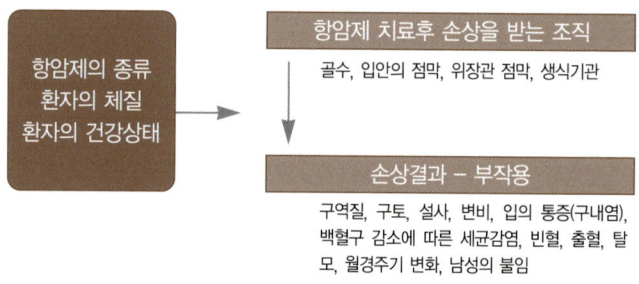

●● 항암제 치료의 손상 및 부작용

항암제의 종류나 체질, 건강상태에 따라 항암제 치료 후 손상을 받고 그 결과 부작용이 나타난다.

항암치료의 부작용과 대처방안

입안과 목안이 건조하고 아프며 음식물을 씹고 삼키기가 힘들 때는 물을 많이 마시거나, 과일과 같이 수분이 많은 음식을 먹거나 삼키기 좋도록 믹서기에 갈아서 먹는 것이 좋다. 입안에 염증이 생겼을 때에는 구내염이 치료될 때까지 통증을 줄여주는 약을 의사의 처방에 따라 복용하고 산이 많이 함유된 음식과 쥬스(토마토, 오렌지, 자몽), 짜고 맵고 양념이 강한 음식은 피한다. 감염을 막기 위해 구강과 잇몸의 청결을 항상 유지하여야 한다. 항암제를 복용하면 감염의 위험도가 높아지는데 암세포 뿐 아니라 백혈구도 함께 파괴되어 일어나는 현상이다. 백혈구 숫자가 일정 수치 이하로 떨어지면 감염이 급격히 증가하게 된다. 이럴 경우 주치의는 항암요법의 계획을 변경하기도 한다.

백혈구나 적혈구 수치가 떨어질 경우에는 충분한 휴식을 취하고 푸른 잎 야채와 육류를 섭취하여 원기를 보강해야 한다. 가만히 있을 때에도 어지럽고 숨이 찰 때, 가슴에 심한 통증이 있을 때, 피나 선홍색 물질을 토했을 때는 의사에게 알려야 한다. 약은 함부로 복용하지 말고 항상 주치의와 상의해야 한다.

항암제의 종류에 따라 모발의 성장에 영향을 미치는 것도 있고 그렇지 않은 것도 있다. 대장암에 쓰이는 항암제로는 탈모가 잘 일어나지 않는다.

이러한 부작용이 나타날 때는 마음을 편하게 먹고 가벼운 산책이나 운동을 하거나 낮에 잠깐 수면을 취하고 물을 자주 마시며 조금씩 자주 먹어 피로를 줄이는 것이 좋다. 피로는 암 치료에 수반되는 일상적인 부작용이다. 운동은 육체적으로나 심리적으로 많은 도움이 된다. 가장 손쉽게 할 수 있는 운동은 걷기로 암 치료를 받는 동안 건강한 상태를 유지시키는데 도움을 주고 부작용을 감소시킬 수 있다.

항암 투여 가능 조건
- 혈액검사결과
  - 백혈구수 3,000/mm³ 이상(호중구수 1,500/mm³ 이상)
  - 혈소판수 10만/mm³ 이상
  - 총빌리루빈 < 2.0mg/dL 이하, AST · ALT < 100IU/L 이하
  - 혈청크레아티닌 수치 : 정상치범위
- 38°C 이상의 열이 없을 것
- Grade2 이상의 오심, 구토, 설사가 없을 것

일반적으로 항암 치료는 환자의 전신상태 평가표 가운데 0 또는 1에 해당하는 경우에 하는 것이 좋고 2인 경우에는 여건을 보면서 시행하는 것이 좋다.

[환자의 전신상태 평가표]

장 기	증 상
0	증상이 전혀 없거나 매우 경미한 상태
1	경한 증상이 있으나 거동이 자유로운 상태
2	보행과 신변의 간단한 일은 할 수 있는 상태로 반나절 이상 거동이 가능
3	일상생활은 어느 정도 할 수 있으나 때때로 부축이 필요한 상태이며, 반나절이상은 누워 있어야 하는 상태
4	일상생활도 할 수 없는 상태로 항상 타인의 도움이 필요하며 하루 종일 누워있어야 하는 상태

14 방사선 치료 후 부작용

방사선 치료 후 부작용

  방사선을 많이 쬐면 불가피하게 정상 세포도 파괴될 수 있고 이로 인해 여러 가지 부작용이 나타난다. 방사선이 조사된 부위나 범위, 조사된 방사선의 양, 환자의 건강 상태에 따라 치료 후 다양하게 나타난다.

방사선 피부염

  방사선을 침투시키기 위해서는 피부를 통과할 수밖에 없다. 피부 통과로 인해 피부가 타고 벗겨지거나 따끔거리고, 치료 후에도 피부는 전보다 얇아지고 건조해지며 방사선이 조사된 피부가 까지고 벌겋게 되는 수가 있다. 따라서 쉽게 감염될 수 있으며 상처를 입기 쉽다. 방사선치료를 받는 환자는 피부를 긁거나 문지르지 말아야 하며 피부를 햇빛에 노출되지 않도록 조심하고 거친 세탁제로 환자 옷을 세탁하지 않아야 한다.

대장암 방사선 치료 후 부작용으로는 방사선 피부염, 직장염, 항문염, 방광염, 요도염, 피로감, 전신 권태감, 소화불량, 식욕감퇴, 오심, 구토, 배변습관의 변화 등이 있다.

직장염, 항문염

항문은 조그만 변화에도 아주 민감하고 실제보다 예민하게 느낄 수 있다. 병변이 항문과 가까운 부위인 직장 하부에 위치하면 방사선 치료의 영역에 항문이 포함되기 때문에 방사선 치료 후반부에 항문이 붓거나 피부가 벗겨지는 경우가 발생한다. 이는 치료 시 생기는 불가피한 증상이다. 이 경우, 주치의와 상의하면 파우더, 연고 등을 처방해 준다.

방광염, 요도염

방사선 치료 중 방사선의 일부가 요도에 조사되어 소변을 볼 때 요도가 따끔거리거나 혈뇨 또는 빈뇨가 나타날 수 있다. 이는 일시적인 현상으로 치료를 종료하면 증상이 없어진다. 심할 경우 담당 의사와 상의해야 한다.

피로감, 전신 권태감

방사선 조사 후 피로감이나 전신권태감이 나타날 수 있다.

소화불량, 식욕감퇴

방사선 치료를 하면 적절한 체력 유지가 필수적이나 식욕부진이나 소화불량으로 적절한 영양섭취가 곤란한 경우가 많다. 물을 많이 마시고 소화가 잘되는 단백질이 풍부한 음식을 섭취한다.

오심, 구토
소화기계에 방사선이 조사되어 소화액 분비에 영향을 주거나 소장의 흡수 기능을 변화시켜 오심과 구토를 유발한다.

배변 습관의 변화
방사선치료 초기에는 변이 잘 안 나오거나 잔변감으로 화장실을 자주 가게 되는 경우가 많다. 변이 나오지 않거나 양이 적은 경우가 많은데 이는 직장이 부어서 일어난 증상으로 방사선 치료를 마치면 2~4주 안에 소멸된다. 치료 중 이러한 증상이 나타났을 때 변을 배설하기 위해 무리하게 힘을 주면 안 된다. 변을 본 후에는 찬물이나 미지근한 물로 좌욕하는 것이 도움이 된다.

대부분 항암화학요법을 같이 시행하기 때문에 그로 인한 부작용 즉, 백혈구 감소, 빈혈, 설사, 탈모 등이 일어나는 경우가 많은데 이는 치료 후 회복된다.

15 / 수술 후 추적 검사

대장암은 비교적 성질이 좋은 암이어서 5년 생존율(완치율)은 70%에 달하지만, 재발되는 경우도 약 30~40% 정도 된다. 재발은 조기에만 발견되면 수술, 항암요법, 방사선치료 등으로 50% 이상 치료가 가능하다.

재발을 조기에 발견하기 위해서는 수술 후 2년까지는 3개월에 한 번씩, 그 후 5년간은 6개월에 한 번씩 정기검사를 요한다.

추적검사는 재발 가능성과 환자의 상태에 따라 시행하며 수술후 전문의의 지시에 따라 정기적으로 검사를 해야 한다.

수술 후 추적검사의 검사 항목

수술만 하면 대장암 치료가 끝났다고 생각하는 분이 있는데, 오히려 새로운 시작이라고 생각해야 한다. 수술 후 추적검사나 항암치료는 생존율을 향상시킨다. 또한 몸에 이상이 생기면 정기적인 진찰일이 아니더라도 즉시 주치의를 찾아 상담하는 게 좋다. 주치

> CEA는 대장암에서 발견된 것으로 소화기암, 폐암 등에서도 높게 나타나기 때문에 가장 일반적인 종양표지자이다. CEA농도 측정은 암의 선별 검사, 수술 및 치료 효과의 판정, 재발, 전이 등 경과 관찰을 위해 실시한다.

의를 평생 애인처럼 생각하고 도움을 받아야 한다.

의사의 진찰

문진, 시진, 촉진으로 체표의 림프절 전이를 확인하며 직장암은 직장 수지검사를 하여 문합부 재발을 확인한다.

혈액검사

일반혈액검사

빈혈검사(헤모글로빈 검사), 백혈구치, 간기능검사 등을 시행한다.

종양표지자 검사

CEA, Ca-19-9, 알파피토프로테인(αFP) 등을 검사한다.

CEA(암태아성항원)

CEA(암 태아성항원)는 원래 태아의 소화기조직에서만 발견되는 단백질의 일종이지만 소화기계 암이 생기면 혈청 중에서 높은 수치로 나타난다. CEA는 대장암에서 높게 나타나며 소화기암, 폐암 등에서도 높게 나타나는 가장 일반적인 종양표지자이다. CEA농도 측정은 암의 선별 검사, 수술 및 치료 효과의 판정, 재발, 전이 등 경과 관찰을 위해 실시한다. 일반적으로 수술 전 CEA수치가 높을수록 수술 후에 재발률이 높은 경향이 있다. 정상치는 3ng/ml(흡연자는 5ng/ml)까지이며 유방암, 폐암, 간암에서도 올라갈 수 있다.

재발된 대장암의 85%에서 CEA수치가 올라간다. 예를 들면 59세 남자 직장암 환자의 CEA가 수술 전 15.6으로 높았다. 수술 후 1.8까지 떨어졌으나 수치가 다시 수술 후 16개월째 15.6으로 올라갔다. 바로 CT촬영을 해보니, 폐전이가 발견되었다.

대개는 CT나 초음파검사 등으로 대장암의 재발이 확인되기 수개월 전에 이미 CEA수치가 올라가있는 경우가 많다. CEA수치가 증가했을 경우, 매달 CEA검사를 하면서 CT촬영, 대장 내시경 검사를 자주 해본다.

Ca-19-9

재발된 대장암의 약 50%에서 Ca-19-9 수치가 증가한다. CEA보다 민감도는 떨어지나 정기적으로 검사해야 한다. 정상수치는 37u/ml 까지이다. 대장암뿐만 아니라 췌장암, 담낭암, 담관암, 간경화증에서도 수치가 올라간다.

초음파검사

간전이, 수신증, 임파절 비대를 진단하는데 유용하다. 간전이의 진단 방법으로는 복부 CT촬영보다도 정확할 때가 있다. 다만 아직 건강보험 적용을 받지 못하고 있다.

흉부 X선 검사, 흉부 CT촬영

폐전이 발견을 위하여 6개월마다 검사를 시행하며 전이 초기에는 흉부 X-선 검사로 발견이 쉽지 않으므로 최근에는 흉부 CT검사를 같이 하는 경우가 많다.

복부 및 골반 CT(MRI)

간전이와 림프절 전이 등을 발견할 수 있으며 직장암 환자의 골반 내 전이 여부를 확인하는 데에도 유용하다.

복부 및 골반 CT는 수술 후 첫 1년간은 필자의 병원에서는 3기 이상인 경우에 3개월, 6개월, 1년째 하고 있다. 1년이 지나면 1년마다 검사하고 있다.

대장 내시경, 대장 조영술

문합부 재발이나 수술한 곳 이외의 대장에서 용종이나 대장암 진단을 위해 대장내시경 검사를 한다. 수술 후 첫 해는 6개월째, 1년째 시행하며 그 이후 5년까지는 1년마다 시행한다.

위내시경

대장암 수술 후 위암이 발생하는 경우도 많으므로 2년에 한 번씩 검사를 요한다.

수술 후 재발부위와 검사 방법

결장암 수술 후 재발빈도가 높은 부위는 간, 폐, 복막파종 순이며 직장암 수술 후에는 간, 폐, 골반 내 재발, 복막파종 순이다. 추적검사 중 종양표지자인 CEA가 상승되었으나 위의 검사들로 재발부위를 발견할 수 없을 때에는 PET검사를 시행하기도 한다.

재발, 전이의 호발부위와 검사법

재발, 전이부위	검사법
간	복부 CT(MRI), 복부초음파
폐	흉부 X선, 흉부 CT
복막파종	복부 골반 CT, 복부초음파
골반내	골반 CT(MRI), 대장내시경검사

수술 후 검사 간격과 기간

1기암은 재발율이 높지 않으므로 수술 후 2년까지는 6개월에 한 번씩 그다음은 3년간 1년에 한 번씩 추적검사를 하면 될 것으로 보인다.

2~4기암은 수술 후 2년까지는 3개월에 한 번씩 그 다음 3년간은 6개월에 한 번씩 추적검사를 요한다. 그 후 10년까지는 1년에 한 번씩, 10년 이후는 2년에 한 번씩 검사한다.

[양병원 대장암 수술 후 정기 외래 진료 및 검사 일정]

	피검사	암표지자	흉부x선	복부CT	흉부CT	대장내시경	위내시경
3개월	○	○		○			
6개월	○	○	○	○	○		
9개월	○	○					
1년	○	○	○	○	○	○	○
1년 3개월	○	○					
1년 6개월	○	○	○				
1년 9개월	○	○					
2년	○	○	○	○	○	○	
2년 6개월	○	○					
3년	○	○	○	○		○	○
3년 6개월	○	○	○				
4년	○	○	○	○			
4년 6개월	○	○	○				
5년	○	○	○	○		○	○

　폐색성 대장암으로 수술 받은 경우에는 막혀 있었던 곳보다 상부(구강측)는 용종이나 다른 종양이 있는지 정확한 검진이 되지 않았기 때문에 수술 후 3개월째 대장내시경 검사를 시행한다.

16 / 재발 대장암의 치료

대장암의 치료성적이 최근 많이 향상되어 5년 생존율이 약 70%를 상회하는 예후가 좋은 암이다. 그러나 대장암 진단을 받았을 시점에 약 20%는 이미 다른 곳에 전이가 되어 있다.

또한 근치적 수술을 시행한 후에도 20%~50%는 재발한다. 따라서 대장암 재발에 대한 치료법과 예방법을 알아둘 필요가 있다.

재발은 수술 후 관리와 추적검사를 통해 조기에 발견하는 것이 중요하다. 항암화학요법, 식이요법, 운동, 정신적인 지지, 종교생활, 이미지치료 등의 수술 후 관리는 재발 예방에 도움이 된다.

전이
어느 부위에서 발생한 암세포의 개체나 집단이 혈관이나 림프관을 따라 멀리 떨어져 있는 다른 장기에 퍼져 2차적으로 새로운 암을 발생시키는 것을 말한다. 전이로 인해 재발되면 근본적인 치료를 어렵게 한다.

혈액전이는 암세포가 혈관을 통해서 몸에 퍼진 것이며, 림프절 전이는 암 주위의 림프절들이 암세포의 침범으로 커진 것이다.

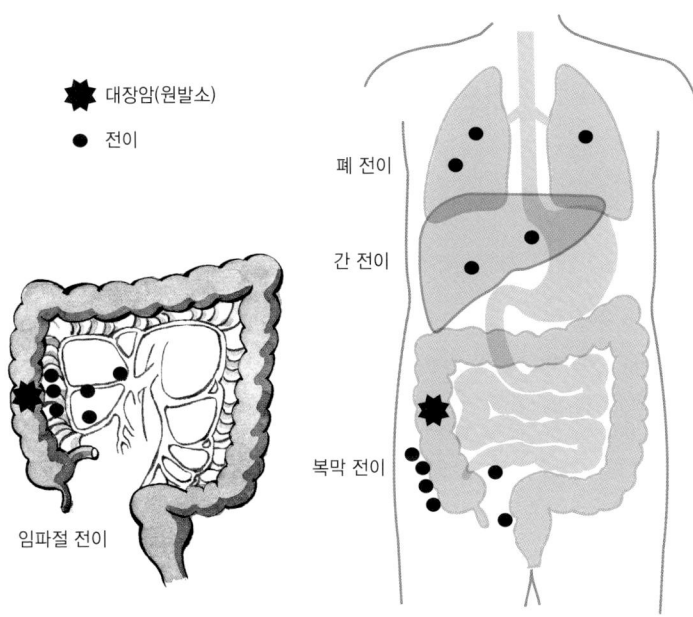

●● 대장암의 전이

대장암의 재발

재발부위

대장암은 근치적 절제술을 시행하여도 약 20~50%에서 재발한다. 재발은 국소재발, 원격전이, 그리고 국소재발과 원격전이가 동반된 재발의 세 가지 형태로 나타난다. 대개의 경우 국한된 장소에 단독으로 발생하는 것보다 국소재발과 원격전이가 동반되는 광범위한 재발이 많아 근치적 절제에 어려움이 있다. 대장암에서 재발이 가장 많이 되는 곳은 간이고, 그 다음은 폐이다.

대장암에서의 전이는 혈관을 통한 전파, 림프절을 통한 전파, 복막 파종의 경로로 전이가 일어난다. 이 중 혈액전이는 암세포가 혈관을 통해서 몸에 퍼진 것이며, 림프절 전이는 암 주위의 림프절들이 암세포의 침범으로 커진 것이다. 이 때 암세포가 침범한 림프절의 수가 많을수록, 멀리 떨어진 림프절까지 침범할수록 예후는 나쁘다.

한편, 국소재발은 내시경으로 진단할 수 있는 문합부 재발, 골반강 내 재발 그리고 비뇨 생식기계 등을 직접 침범하는 재발의 형태로 나타나며 원격전이는 간, 폐, 골, 부신 및 뇌 등에 흔히 발생한다. 대장암 수술 후 재발의 빈도는 간, 폐, 국소재발 순이다.

하부직장암은 다른 부위의 대장암보다 폐전이율이 높다. 정맥이나 림프관이 측방을 통해 대정맥, 폐로 직접 연결되기 때문이다.

혈행성 전이
암 세포가 장 벽 사이에 있는 가느다란 정맥에 침투해 혈류를 타고 다른 장기에 흘러들어가 거기서 증식한다.
대장 혈액은 문맥을 통해 우선 간에 모이기 때문에 대장암에서는 간 전이의 비율이 높아진다. 다음으로 많은 것이 폐 전이이다.

림프행성 전이
몸에는 혈관과 같이 림프관이 그물처럼 길게 둘러싸여져 있다. 암 세포는 이 림프관에도 들어가 림프액의 흐름을 타고 그 마디마디 림프절에 순차적으로 전이되어 나간다.
처음에 생긴 암 부위(원발소)에서 전이해 나간 림프절의 순서나 범위는 어느 정도 알려져 있기 때문에 수술로 원발소를 제거할 뿐만 아니라 결정된 범위의 림프절을 전이 유무에 관계없이 통계적으로 절제한다.

파종성 전이
장벽을 뚫고 증식한 암 세포가 배 속에서 흩어져 복막이나 장간막 등에서 증식하는 전이.
진행되면 암세포는 배 전체에 퍼져 암성 복막염이라는 상태를 만든다.

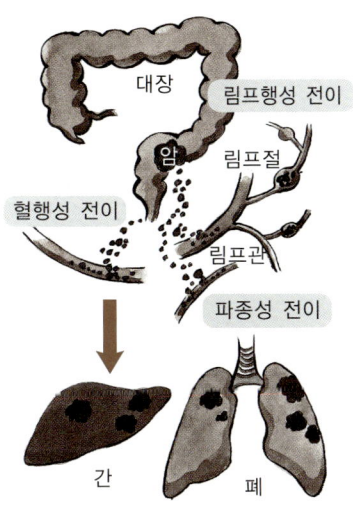

●● 대장암이 전이되는 경로

[각 장기의 재발 증상]

장기	증상
간	오른쪽 윗배가 뻐근하고 아프다
복막	배 전체가 답답하고 불편하다. 복수가 찬다
폐	호흡곤란, 기침, 흉통

재발시기

재발된 대장암의 재발시기는 1년 내 45%, 2년 내 70%, 3년 내 85%, 5년 내 95%가 재발된다. 수술 후 5년 이후에는 재발되는 경우가 5% 미만이므로 일반적으로 5년 생존율은 완치율과 비슷한 의미로 쓰인다. 따라서 수술 후 2년간은 금주, 금연 등 좋은 생활습관을 유지하며, 항암화학요법도 스케줄에 따라 6개월~1년 정도 받게 된다. 첫 2년간은 추적검사도 3개월마다 받게 되며, 그 후 3년간은 6개월마다 받는다.

재발시기	기간별 재발률	누적재발률
수술후 1년까지	45%	45%
~ 2년	25%	70%
~ 3년	10~15%	85%
~ 4년	10%	95%
~ 5년		
~ 5년이후	0%	

병기별 재발률

재발률은 결장암 16.3%, 직장암 21.2%이다. 병기부위에 따라 재발률이 다르게 나타나는데 재발률은 아래와 같다. 하부직장암의 재발률이 가장 높고 다음으로 상행결장의 재발률이 높다.

2기의 재발률은 15.3%이지만 3a기 27%, 3b기는 50%에 이른다.

병 기	재발율(%)
0기	2.4
1기	6.7
2기	15.3
3a기	26.7
3b기	49.6

재발의 위험이 높은 경우

수술 전 CEA 수치가 높거나 림프절 전이가 많이 되었을 때 재발의 위험이 높다. 또한 저분화형이나 점액암처럼 조직형(분화도)이 나쁘거나 림프관, 정맥 침습이 많이 되었을 경우에도 재발 위험이 높아 진다.

재발의 진단 방법

대장암 진단 방법과 유사한 검사를 시행한다.
- 이화학적 검사, 증상
- CEA수치, Ca-19-9수치
- 대장내시경
- 복부 CT
- 흉부 X선 혹은 흉부 CT

재발대장암의 치료

절제가 가능하다고 판단되면 외과적 절제를 한다. 절제가 불가능하면 몸 상태나 조직검사 결과에 따른 병기를 보고 항암화학요법이나 국소요법을 한다. 3기, 4기의 경우 대증요법을 한다.

대증요법(대증치료)
어떤 질환의 환자를 치료하는 데 있어서 원인이 아니고, 증세에 대해서만 실시하는 치료법으로 환자에게 큰 고통을 주는 통증이 있으면 대증요법으로 고통을 없애준다. 별다른 치료방법이 없을 경우 대증요법을 활용한다.

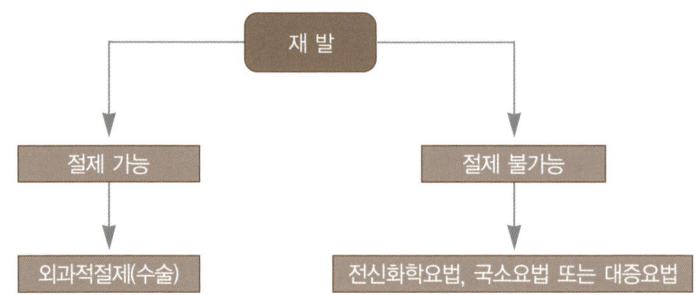

[재발 및 전이시 대장암 치료방법]

간전이

대장암은 간전이가 가장 많다. 대장에서 흡수한 영양소가 문맥을 통해 간으로 가기 때문이다. 재발한 대장암 말기에는 거의 모두 간 전이가 있으며 재발이 처음 시작된 부위도 25%가 간이다. 간에 전이가 되었을 경우, 수술 등으로 전이된 암을 절제할 수 있으면 5년 생존율은 30~40% 정도가 된다. 수술로 절제가 불가능한 경우라도 항암화학요법 후 축소되어 간 절제술이 가능한 경우 장기 생존을 기대할 수 있다. 간 절제가 불가능한 경우, 5년 생존율은 5%미만이다.

간에 전이하여 어느 정도 진행되면 폐까지 전이된다. 대장암이 간에 전이된 경우 병기를 4기, 즉 가장 진행된 암으로 구분한다. 다른 암들과는 달리 대장암의 경우는 4기라해도, 일부의 환자에서는 간도 같이 절제해서 좋은 결과를 기대할 수 있다.

전이에 의한 간의 침범 정도가 25% 이하이고 4개 이하의 전이, 그리고 간 주위 림프절 전이 및 동반된 타 장기의 전이가 없는 간전이는 간절제가 가능하다.

간 수술이 불가능하다 하더라도 장 폐색이 예상되거나 간 전이가 심하지 않은 경우 수술로 절제하는 것이 좋다. 이후에 항암치료를 한다.

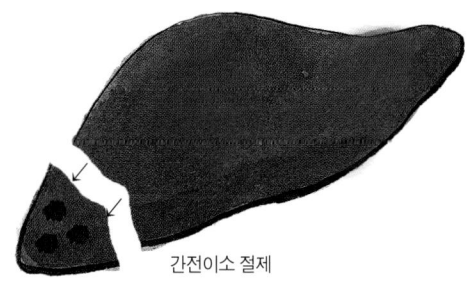

간전이소 절제

●● 간부분 절제술

치료방법

간 절제수술
절제가 가능하면 절제를 하며 완치율도 30~40%가 된다.

고열소작요법
복부에 5mm정도 절개하여 전극이 달린 침을 넣어 초음파 영상을 보면서 초고주파를 사용하여 소작하는 방법이다. 간전이 된곳의 최대 직경이 4cm미만이어야 하고 간전이 된곳이 5개 미만일 때 가능하다.

간동맥 항암제 주입요법
절제가 불가능한 간전이의 경우, 포트를 통해 간 동맥까지 카테터를 넣어 항암제를 주사하는 방법이다. 간에만 항암제가 들어가기 때문에 효과가 전신항암요법에 비해 더 좋다. 그러나 간 이외의 장기에도 전이가 되었다면 효과는 더 떨어진다.

전신항암요법
항암제를 전신에 투여하는 방법이다, 주사로 하는 방법과 경구약으로 하는 방법이 있다. 최근에는 경구약도 아주 효과가 좋은 약이 개발되어 있다.

폐전이

결장암은 대개 간전이가 일어나고 폐전이가 일어나지만, 직장암은 폐전이가 먼저 일어나기도 한다. 폐전이 된 곳은 가능할 경우 절제하며 이 때에는 5년 생존율이 40~50%에 이른다. 절제가 불가능할 경우, 간과 같이 고주파고열 소작요법을 하기도 한다. 이 때에는 항암화학요법을 시행하면 생명을 연장시키고 삶의 질을 향상시킬 수 있으므로 적극적으로 치료 받을 것을 권한다.

환자의 상태가 항암제를 감당할 수 없다면 환자본인, 가족과 의료진이 상의하여 결정한다.

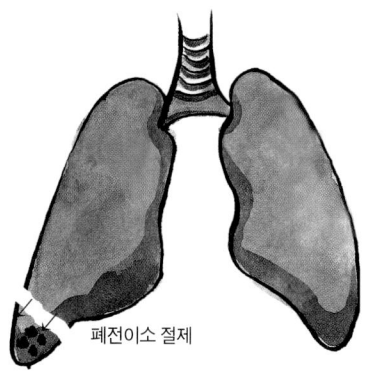

●● 폐부분 절제술

복막전이

대장암이 대장의 가장 바깥층인 장막을 뚫은 경우, 암세포가 대장의 바깥쪽 복강 내로 씨 뿌려지듯이 전이될 수 있는데 이를 복막파종이라고 한다. 이들이 점점 커져 주위로 침윤해 들어가게 된다. 이와 같이 복강 내로 암세포가 모래를 뿌리듯이 퍼진 상태에서는 대개 수술이 불가능하다. 복막파종이 되면 복통·장폐색·복수 등과 같은 증상을 유발한다. 다른 원격 전이가 있는 경우처럼 항암제 치료로 생명을 연장시키고 삶의 질을 향상시킬 수 있다. 장폐색으로 장이 막힌 경우에는 장 내용물이 내려가게 하기 위해 장루를 만들거나 장 절제를 하는 경우도 있다.

뼈전이

척추뼈로 전이된 경우에는 증상의 유무와 상관없이 방사선 치료를 권유하게 되는데, 그 까닭은 전이 병변의 진행으로 인해 압박골절이 발생하는 것을 방지하고 신경마비 증상을 예방하거나 지연시킬 수 있기 때문이다. 수술이 가능한 경우 수술을 병행하기도 한다. 국소 치료가 완료된 경우에는 전신적인 치료 효과를 위해 항암화학요법을 시행한다.

17 대장암의 수술 후 식이

암을 치료하는 환자는 치료의 부작용 등으로 식욕을 잃게 되고 체력은 점점 떨어져 몸무게는 줄고 쉽게 피로하게 된다. 환자가 제대로 식사를 하지 못하고 체력이 저하되면 합병증이 초래되기도 하고, 항암치료를 계속 할 수가 없다. 성공적인 암 치료를 위해서는 충분한 영양관리가 필수적이다.

수술환자의 영양관리

잘먹는 환자일수록 어려운 치료를 잘 극복한다. 암 치료시 꾸준히 먹는 방법이외는 올바른 영양 섭취방법이 별로 없다. 영양제를 맞는것은 일시적인 해결책이다. 환자들이 치료과정 내내 식사를 잘하면 회복도 그만큼 빠르다.

환자가 제대로 식사를 하지 못하고 체력이 저하되면 합병증을 초래되기도 하고, 항암치료를 계속 할 수가 없다. 성공적인 암 치료를 위해서는 충분한 영양관리가 필수적이다.

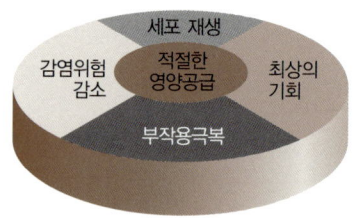

●● 적절한 영양공급

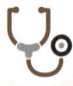 적절한 영양공급은 암의 부작용을 극복하고 감염의 위험을 감소시키며 세포를 재생시켜 치료의 최상기회를 만들어 준다.

체중 유지

대장암 수술을 하면 보통 체중이 3~5kg 정도 빠진다. 갑작스런 체중감소는 바람직하지 않다. 정상 체중을 유지할 수 있도록 칼로리가 충분한 식사를 하여야 한다. 잘 먹고 있는지 알 수 있는 지표는 체중이다. 체중이 변화하는 것을 기록하면 체중이 유지되는지 알 수 있다. 치료를 시작할 때 몸무게를 늘리는 것을 목표로 식사를 하면 최소한 체중저하는 없을 것이다. 그러한 목표가 있어야 현재의 체중상태를 유지할 수 있다. 반면에 비만 상태도 면역을 떨어뜨리기 때문에 적정한 체중 유지가 중요하다.

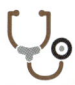

표준체중
이상적 체중 또는 바람직한 체중은 건강유지에 가장 적절하고 신체활동에 가장 효율적인 체중을 말한다.
- 표준체중 = (신장 − 100cm) × 0.9 ± 10%

단백질 섭취

단백질이 풍부한 음식이 좋다. 암치료를 받는 기간이나 회복기에는 평소보다 훨씬 많은 단백질과 칼로리를 필요로 한다. 요구르트에는 단백질뿐만 아니라 호기성 유산균이 들어 있는데 이는 우리 장에 있는 몸에 이로운 장내균을 활성화시키는데 도움이 된다.

주로 식물성 단백질 섭취에 중점을 두고 식이요법을 한다면 몸속 에너지는 높아져서 기력을 유지할 수 있다 치료로 손상된 정상 조직을 재건하는데 많은 도움이 된다. 단백질이 풍부한 음식으로는 일반 콩류, 각종 씨앗 및 견과류, 생선, 계란이 있다. 청국장이나 낫또(일본식 생으로 먹는 청국장)도 좋다.

음식의 질

자연의 상태에 가까운 가공되지 않은 음식이 좋다. 가공식품에는 섬유질, 비타민, 미네랄 같은 몸에 좋은 영양소들은 떨어져 나가고 지방질, 염분, 방부제 등이 많이 들어 있다. 좋은 음식은 신선한 과일과 채소, 도정되지 않은 곡류이다. 신선한 식품에 들어 있는 살아 있는 성분이 음식의 질을 높여 준다. 통조림, 햄, 소세지 등 가공된 식품이나 냉동된 식품은 좋지 않다.

좋은 식사법

붉은색 고기의 섭취는 줄이는 것이 좋다. 카페인과 알코올 음료, 소금이나 식초에 절인 훈제 음식은 최대한 줄여야 한다. 가능한 지방과 당분을 줄인 제품을 사용하고 설탕 대용식품으로 만든 음식의 섭취를 줄이는 것이 좋다. 암치료때에는 건강회복이 중요하다. 자연그대로 영양소가 풍부한 식품을 섭취하는 것이 좋다. 비타민A, C, E, 칼슘, 채소, 섬유질, 셀레늄, 저지방식품은 매일 섭취하는 것이 암의 재발 및 예방에 좋다.

암 수술 후 영양관리

필자의 병원에서는 대장암환자의 수술후에 '대장암 수술후 관리' 강의를 해주고 있다. 식이요법에 대한 강의가 포함되어 있지만 '무엇을 어떻게 먹어야 하는지'에 대해 가장 질문이 많다.

암환자는 퇴원후 환자의 체력회복이 우선이므로 영양소가 풍부한 음식을 권장한다. 체중이 준다는 것은 체력이 저하되었다는 것으로 충분한 열량과 단백질을 섭취하도록 한다. 섬유소 섭취량은 수술 후 1개월 후부터 늘리는 것이 좋다. 흰죽을 먹다가 갑자기 일반식을 먹게 되면 설사나 변비가 생길 수 있다. 음식물에 대해 장이 적응할 기간이 필요하므로 장의 기능이나 환자의 음식 적응능력에 따라 점차로 음식의 종류나 양을 늘려야 한다.

항암식품에 현혹되지 말아야 한다

암 환자들은 흔히 암에 걸리면 특별한 음식이나 치료 보조제가 필요하다고 생각하고 있는 경우가 많다. 암에 좋다는 버섯이나 각종 치료 보조식품을 보조적으로 먹는다면 큰 문제가 없을 것 같으나, 치료제는 복용하지 않고 이런 식품들에만 의존하는 것은 바람직하지 않다. 이런 식품들은 가공과정이 투명하지 않고, 항암식품이라고 하여 가격 또한 비싸기 때문에 권하지 않는다. 암에 좋다는 식품을 먹고 암을 고칠 수 있으면 좋겠으나 그렇지만 않은 것이 현실이다.

[대장암 환자의 식사계획표]

구분	내용
식사	규칙적인 식사를 권장 조금씩 자주 먹음
매일 먹으면 좋은 음식	잡곡밥, 통밀빵 제철 채소, 과일 해조류 - 미역, 다시마 생선, 두부, 요구르트 물 8~10컵 비타민제
2~3일에 한번 먹으면 좋은 음식	등푸른 생선(고등어, 꽁치)
가급적 피하면 좋은 음식	흰설탕이 들어 있는 빵, 과자류 포화지방산이 포함된 기름 염장식품, 젓갈류

수술직후

보통 수술직후에서 1주 동안은 장의 기능상태 및 환자의 음식에 대한 적응능력에 따라 소량씩 식사를 하는 시기이다. 환자는 수술 후 음식을 먹는 것에 대해 두려움을 갖고 있기 때문에 어떤 음식을 어떻게 얼마나 먹어야 되는지에 대한 정보를 주고 식사에 적응할 수 있도록 도와주는 것이 필요하다.

수술 후 병원에서 일주일 정도 입원하게 되는데, 장운동이 돌아올 때까지 즉 방귀가 나올 때까지는 보통 금식을 시키고 수액만 준다. 방귀가 나온 이후 물 → 미음 → 죽 → 밥 순으로 식사를 한다.

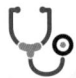

대장암수술 후 처음 일주일 식사

대장암 수술을 하면 가스(방귀)가 나온 후 먹을 수 있다. 가스가 나왔다는 것은 장 운동이 돌아왔다는 의미이기 때문이다. 대개 수술 후 1~3일 사이에 가스가 나온다. 복강경수술이 개복수술보다 가스가 빨리 나오는 경향이다. 가스가 나오면 처음 1주일은 대개 다음 순서로 진행한다.

- 물 : 1~2일 물만 섭취한다. 처음에는 1시간에 한 모금, 서너시간 후에는 1시간에 30cc(소주컵으로 한컵정도) 그리고 한나절 후에는 1시간에 60cc를 섭취하도록 한다.
- 미음 : 1일 정도 섭취한다.
- 죽 : 역시 1~2일 섭취한다. 처음에는 죽만, 그 다음날에는 죽과 밥반찬을 준다.
- 밥 : 죽을 먹고 괜찮으면 밥을 먹는다.

입원 중의 식사는 배변시 통증과 빈도를 감소시키고 장의 물리적인 자극을 최소화하기 위해 섬유소 함량이 매우 적은 식품들로 구성된 저잔사식으로 섬유소 함량이 중간 정도 혹은 높은 식품, 섬유소의 함량은 적어도 대변의 용적을 늘리는 식품은 모두 제외하도록 한다.

수술후 2주간은 장벽의 수술부위에 상처가 있어 자극이 안되는 음식을 위주로 먹는 것이 좋다. 단백질이 풍부하고 국물위주의 식단으로 구성하고 건더기는 잘게 썰어 대장에 부담을 줄여주는 것이 좋다.

환자가 수술전 상태로 건강이 회복하기 위해서는 균형있는 영양섭취가 중요하므로 다양한 식단을 구성하여 식품을 골고루 섭취한다.

밥맛이 없다고 계속 죽만 먹어서는 안 된다.
죽은 일반식보다 수분이 많고 영양소 함유량이 적어 충분한 양을 먹어도 영양보충에는 미흡하다. 죽보다는 밥을 먹는 것을 권장하나 씹기가 어렵거나 식욕이 떨어진 경우에는 부드러운 음식을 섭취하는 것도 좋다. 이럴 경우에도 육류를 잘게 썰어 넣거나, 계란 등을 풀어 넣고 당근, 브로콜리, 양파, 버섯 등의 야채도 같이 넣어 조리하면 좋다.

조금씩 자주 먹는다

수술후에는 식욕이 떨어지게 된다. 식사시간에만 먹지 말고 수시로 조금씩 음식물을 섭취한다. 한꺼번에 많은 양의 음식을 섭취하면 장에 자극이 되므로 5~8회 정도 나누어 먹는다. 천천히 꼭꼭 씹어 먹는다.

환자의 식사량이 줄면 열량이 부족하기 쉽다. 충분한 열량은 체중을 유지하고 체력을 길러 빠른 회복에 도움이 된다. 간식으로 과일이나 주스, 두유 등을 섭취하여 부족한 열량 및 비타민, 무기질을 보충한다.

물을 충분히 섭취한다.

대장을 절제한 경우에는 잦은 배변으로 많은 수분을 상실할 수 있다. 그러므로 수술 후 배변의 횟수가 줄어들고 변의 굳기가 정상화될 때까지 충분한 수분섭취(하루 6잔~10잔 정도)가 필요하다.

섬유질 섭취량을 조금씩 늘린다.

수술후 장의 기능이 저하되었다가 점차 회복된다. 초기에는 섬유질이 많은 식품의 섭취를 줄이고 환자 개인의 적응 정도에 맞추어 섬유질의 양을 늘려가도록 해야 한다.

배변을 도울 수 있는 방법
- 규칙적인 식사습관 – 매일 같은 시간에 적당량의 식사를 한다.
- 적절한 수분 섭취 – 미지근한 물, 국, 찌개, 오이냉국, 동치미, 수프 등
  – 주스, 스포츠 음료, 아이스크림 등
- 걷기 등 규칙적인 운동을 한다.
- 대변을 보고 싶을 때 참지 않도록 한다.

섬유질이 많은 식품
보리, 현미, 율무, 팥, 통밀빵, 미숫가루, 고구마, 질긴 나물류, 시래기, 해조류

부드러운 채소
잘익힌 애호박, 당근, 가지, 시금치, 숙주, 양상추

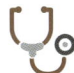

퇴원시까지의 식사
- 보리, 현미, 콩, 팥 등의 잡곡밥 보다는 흰 쌀밥으로 섭취한다.
- 충분한 단백질 섭취를 위해 생선, 두부, 계란을 매끼 섭취한다.
- 우유 및 유제품은 섬유소 함량은 낮으나 변의 용적을 증가시키므로 일시적으로 제한한다.
- 섬유소가 많은 채소는 제한하고 부드럽게 조리하며 1회 섭취량은 과하지 않도록 한다.
- 과일은 주스 형태로 섭취한다. 단, 자두주스는 연동운동을 자극하는 성분이 함유되어 있으므로 제한한다.
- 탈수와 변비 예방을 위해 충분한 수분을 섭취한다(1일 1.5~2.0 L).
- 섭취량이 필요량보다 부족한 경우에는 영양보충음료를 간식이나 물 대신 섭취한다.
- 기름은 식물성 기름으로 적당량 사용한다.
- 카페인과 탄산음료를 피한다.
- 자극성이 강한 향신료나 조미료는 장에 불편감을 주거나 대변의 악취와 관련되므로 제한한다.
- 가능한 익힌 음식 위주로 섭취하고 생선회나 육회 등의 섭취는 제한한다.

퇴원 후 약 1개월간의 영양관리

수술후 7일에는 대개 퇴원을 하게 된다. 아직 장을 문합한 곳(이어 놓은 곳)의 상태가 완전하지 못하여 장운동이 돌아왔어도 아직은 미흡하다.

이 기간에는 저잔사 식이를 한다. 즉, 채소와 과일 등 식물성 섬유소는 이 기간 동안에는 적게 먹도록 권장하고 있다.

수술 후 약 1개월까지는 소화기능이 저하되어 있으므로 비자극적이고 부드러운 음식을 섭취하여야 한다. 퇴원 전과 마찬가지로 소량의 식사를 자주 나누어 하는 것이 좋다.

대장암 수술 직후 1~2개월까지는 상처 치유의 촉진을 위하여 고단백, 고칼로리 식이와 비타민 C를 충분히 섭취하여야 한다. 단백질의 보충을 위하여 기름기를 제거한 부드러운 살코기나 생선, 두부, 계란 등을 매 끼마다 포함하고 간식으로 두유 등을 섭취한다.

퇴원 후 1개월간의 식사
- 비자극성의 부드러운 음식을 주로 섭취한다.
- 한 번에 많은 양의 식사를 하지 말고 식사횟수를 보통 때보다 1-2회 추가해서 같은 양의 음식이라도 소량씩 자주 나누어 먹는 것이 좋다.
- 기름기가 많은 음식은 피하며 육류나 어류 등은 기름기를 제거하고 소량 섭취하고, 부드러운 채소섭취가 좋다.
- 콜라나 사이다 등의 탄산음료와 냉음료는 피하고 따뜻한 음식이 좋다.
- 물을 많이 먹고 자극성이 강한 향신료나 조미료가 들어있는 음식과 맵고 짠 음식은 피한다.

퇴원 후 식사방침

장을 자극하지 않는 음식을 먹고 체력보강을 위한 영양관리에 힘쓴다. 퇴원하는 환자들의 가장 큰 고민은 퇴원 후 무슨 음식을 어떻게 먹느냐의 하는 문제다.

장을 자극할 수 있는 음식으로는 맵고 짠 음식, 질감이 거칠거나 질긴 재료, 소화가 잘 안되어 장에 오래 남아있게 되는 음식이 있다.

체력이 떨어지면 면역이 약해져서 합병증을 일으킬 수 있다. 소화가 쉬운 음식을 여러번 나누어 꼭꼭 씹어 먹고 충분한 영양을 위해서 식사 시간에 관계없이 수시로 음식을 섭취하는 것이 좋다.

소화가 쉽도록 음식을 갈거나 즙을 내서 먹는 것도 좋은 방법이다.

퇴원 후 1개월~6개월간의 영양관리

수술 후 6개월까지는 식욕이 떨어져 음식을 적게 먹고 싶어 한다. 이것은 큰 수술 후의 자연적인 현상이다. 이 기간 동안 대장은 서서히 회복단계에 들어가고 수술환자의 70~80%는 항암치료를 받는 시기이다. 항암치료로 인해 식욕은 더 떨어지게 된다. 영양을 유지하기 위해 단백질이 많은 식품 즉, 콩, 두부, 생선, 청국장, 계란(하루 1~2개) 등을 많이 먹으면 좋다. 육류는 많이 먹는 것을 삼가며 한 끼에 3점 정도가 좋을 듯하다. 동물성 지방이 많이 함유된 식품은 콜레스테롤이 많이 있어 대장암뿐만 아니라 심혈관질환에도 좋지 않기 때문이다. 등 푸른 생선이 좋으며 자반이나 젓갈 종류는 염분이 많이 함유되어 좋지 않다. 음식은 되도록 싱겁게 먹는다. 신선한 들깨나 들기름 같은 식물성 지방은 적당히 먹으면 좋다.

주식에 현미, 콩, 보리와 같은 잡곡의 비율을 높여주고 통밀이나 호밀빵과 같이 정제가 덜된 곡류를 먹는 것이 좋다. 김, 미역, 다시마 같은 해조류는 발암물질을 희석시키고 배설하는데 좋은 효능이 있다. 김치나 나물도 너무 짜지 않게 조리하여 입맛이 없을 때 먹으면 좋다. 비타민과 무기질이 풍부하며 다양한 색깔의 과일이나 채소는 자주 먹으면 식욕도 좋아지고 항산화 효과도 좋아 노화도 예방된다.

가공식품보다 신선한 제철의 다양한 식품을 섭취하는 것이 좋으며 오래 저장한 염장 식품이나 묵힌 음식을 먹을 때 개운한 것 같지만 건강에는 좋지 않다. 탄음식이나 훈제음식은 발암 물질이 있으므로 피한다.

특히 입맛이 없어 빠른 회복을 위해서는 자주, 조금씩 섭취하는 것이 좋다. 식사를 많이 먹지 못하면 중간 중간에 간식을 하는 것이 좋다. 잘 먹는 환자는 면역력이 높아지며 빠르게 회복하게 된다. 특히 감염도 예방할 수 있고 부작용도 적게 나타난다. 또한 이 시기는 대장암 재발 방지를 위해 힘을 써야 할 시기이다.

항암치료 시 생선회를 먹어도 되는지요?
생과일, 생채소, 생선회, 육회, 발효 음식 등은 평소에는 날음식을 먹어도 상관이 없지만, 항암제 치료 후 면역력이 떨어져 있는 경우에는 자제한다. 회 같은 날고기들은 약 1년 정도 경과한 뒤에 섭취하는 것이 좋다.

퇴원후 6개월 이후의 영양관리

이 시기에는 오히려 식욕이 왕성해져 많이 먹게 되며 체중이 과도하게 늘기가 쉽다. 체중이 느는 것은 바람직하지 않기 때문에 먹고 싶은 양의 80%만 먹는 게 좋으며, 한 입에 30번 이상씩 천천히 씹어 먹는 것이 좋다.

필자가 대장암 환자에게 권하는 식생활과 생활습관

대장암 수술 받은 환자들에게 필자는 아래와 같은 10가지 사항을 권장하고 있다.

- 금주한다
- 금연한다
- 육류를 줄인다
- 단백질 섭취를 약간 늘린다(콩, 두부, 청국장, 생선조림, 계란 1~2개(노른자제외) 먹을 것을 권한다.
- 야채, 과일을 많이 먹는다
- 음식은 약간 적게 먹어 체중이 느는 것을 방지한다.
- 음식은 30번이상 씹어서 먹는다.
- 비타민 C 500mg을 1일 2번 복용한다.
  종합비타민 1알, 유산균 제재 1알을 매일 먹는다.
- 종교생활, 명상, 기도, 선행을 한다.
- 운동은 하루 30분정도 한다(한주에 4일 이상 한다)

항암투여 시 영양관리

암수술후 영양가가 높은 음식을 먹어야 하는지, 적게 먹어야 하는지는 논란이 많다. 영양학자나 많은 종양내과의사들은 육류를 포함한 영양가 좋은 음식을 많이 먹어야 몸상태가 좋아져 암에 대항하는 능력이 커진다는 것이다. 반대로 적게 먹어야 면역작용이 올라간다는 의견도 있다.

미국에서 원숭이를 대상으로 실험을 한 결과 필요한 칼로리의 70%만 섭취한 원숭이, 정상칼로리를 섭취한 원숭이, 정상보다 더 많이 먹은 원숭이 등 3개 그룹을 비교한 결과 적게 섭취한 원숭이가 면역력을 높일 뿐 아니라 가장 오래 살았다는 결과를 발표하였다.

또한 암세포가 남아 있을 경우 암세포들이 좋은 영양을 이용하여 빨리 자란다는 설도 있다.

필자는 양은 좀 적게 먹어 체중이 너무 늘지 않되, 단백질 식품을 많이 먹을 것을 권장한다. 육류는 많이 먹지 말고 3~4점이 좋다고 생각한다.

항암제 치료는 체력이 너무 떨어지면 곤란하므로 충분한 체력을 길러야 한다.

항암치료를 받게 되면 냄새에 예민해지고, 입맛도 변해 식사를 제대로 못하게 된다. 암환자에게 무조건 잘 먹어야 한다고 하지만 실제로는 전혀 먹을 수 없는 상황에 이르기도 한다. 이럴때는 영양의 균형을 이루고 맛이나 냄새 등에 거부감이 들지 않도록 해야 한다.

항암제 치료를 하면서 가격이 비싸고 효능이 검증이 안된 약제를 복용하는 것은 삼가야 한다. 어떤 가공의 과정을 거쳤는지도 모르는 이런 약제는 효능이 있다, 없다를 떠나서 어떤 과정으로 제조되었는지 어떤 첨가물이 들어 있는지 확인할 방법이 없기 때문이다. 인삼이나 홍삼은 항암효과가 있어 권장하지만 수술 후 2주간은 자제할 것을 권한다. 특히 간수치가 나쁘면 항암치료를 시작할 수 없다. 따라서 간에 부담이 되거나 좋지 않은 음식은 삼간다. 먹어야 할 음식과 먹지 말아야 할 음식을 잘 구분하는 것이 필요하다.

대장암 수술 후 항암치료나 방사선치료가 끝나면 장기적으로 식생활 습관의 변화가 필요하다. 따라서 육류의 지나친 섭취를 줄이고 신선한 야채, 과일 등 섬유질 섭취를 늘리며 음주는 피하고 적당한 운동을 생활화하는 것이 중요하다.

많은 암 환자들이 암의 진단을 받은 후에 암의 완치를 위해 생소한 보조요법을 추구하고자 하여, 보약 등 평소에 섭취하지 않던 약제를 사용하기 시작하는 것을 볼 수 있다. 그러나 일단 시작된 암의 발전과 진행은 단기간의 음식 습관변화로 해결되는 것은 아니므로 올바른 식습관을 터득하여 음식물을 균형 있게 잘 섭취함으로써 전반적인 건강 상태를 유지하는 것이 중요하다.

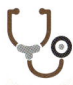

체력 보강을 위해 보약을 복용해도 되는지?

의학적 근거없이 단지 영양학적 측면만 강조하여 함부로 보약을 먹는 것은 바람직하지 않다. 평소에는 아무 문제없이 복용하던 보약이라도 암에 걸려 질병에 대한 저항력과 면역력이 떨어진 상태에서는 장애를 일으킬 수 있으므로 반드시 주치의와 상의하여 결정하여야 한다.

항암 치료를 받고 있을 때에는 가벼운 항생제나 감기약조차 담당 의사의 처방에 따라 복용하여야 한다. 이럴 때 과학적 검증을 거치지 않은 보약을 함부로 복용하는 것은 암 치료에 나쁜 결과를 초래할 수 있다.

항암제 부작용 시 영양관리

구토, 오심
구토와 오심은 음식물 섭취를 방해하고 식욕을 상실하게 하여 체중이 감소하게 된다. 이때는 먹고 싶은 음식을 횟수에 관계없이 먹고 싶을 때마다 자주 섭취하는 것이 좋다. 죽, 으깬 감자 등 거칠지 않은 부드러운 음식을 섭취한다. 환자의 속을 불편하게 하는 모든 냄새를 차단하고, 냄새에 민감하지 않은 음식을 섭취하고 산책을 통해 기분을 전환하고 신선한 공기를 마시는 것이 좋다.

입안이나 목의 궤양
항암치료의 부작용으로 입안이나 목안 쪽이 헐기도 한다. 음식을 삼키기가 어려워 식사량이 줄고 체중이 감소하게 된다. 영양이 풍부한 음식위주로 섭취한다. 딱딱하거나 질긴 음식보다는 씹기 쉽거나 삼키기 쉬운 음식위주로 먹는다. 바나나, 복숭아 같은 부드러운 과일, 죽, 으깬 감자, 다진 고기 등 부드러운 음식위주로 섭취한다. 자극성이 있는 귤이나 오렌지, 레몬은 피하는 것이 좋다. 너무 뜨겁거나 찬음식은 상처에 자극이 될 수 있으므로 적절한 온도로 조리한다.

설사
항암제를 쓰면 장의 점막이 손상을 받아 흔히 나타나는 현상이다. 음식물 속의 지방이나 단백질이 충분히 소화되지 않은 채 대장으로 넘어가 지방변이나 설사를 일으키게 된다. 설사를 하게 되면 몸에 수분이 빠져 물을 자주 마셔야 한다. 설사를 일으키기 쉬운 음식인 옥수수, 콩류, 브로콜리 등 섬유질이 많은 야채는 피하고, 자극성이 있는 고춧가루, 후추, 카레 등도 피한다. 설사가 심하면 지사제를 처방받거나 수액치료가 필요할 때도 있다.

분자교정(비타민) 요법에 의한 암 치료

노벨 화학상과 노벨 평화상을 수상한 라이어스, 폴링 박사는 감기에 자주 걸렸다. 비타민 C를 매일 3gm씩 먹은 이후로는 감기에 걸리지 않았으며 94세까지 장수하였다.

과거에 배를 몇달 씩 타는 선원에게 걸리던 이상한 병이 있었다. 잇몸에서 피가 나며 피가 응고하지 않고 목숨까지 잃는 질환이었다. 이 질환은 후에 괴혈병으로 밝혀졌으며 비타민 C 부족에 의한 것으로 알려진 후 이 병은 잘 치료되었다.

이처럼 분자교정의학은 우리가 최근에도 원인을 잘 모르는 질환이 비타민이나 미네랄 등의 부족에서 생기는 것으로 추정하고 있다. 정신과 의사였던 아브람 호퍼 박사와 노벨화학상을 받은 라이너스 폴링 등이 발전시킨 학문인데, 기존의 많은 의사들은 아직도 효과에 의심을 하고 있다.

필자는 대장암, 위암으로 수술받은 환자들에게 다음과 같이 권하고 있다.

1) 비타민 C	매일 2gm
2) 비타민 복합체 B	매일 100mg
3) 셀레늄	매일 200ug
4) 구연산아연	매일 50mg
5) 비타민 E	매일 800IU
6) 종합비타민	매일 1알
7) 유산균제재	매일 1알

18 장루관리

장루는 대장이나 소장을 복벽으로 빼내어 인공항문을 만드는 것으로 그곳으로 대변이 나가게 한다. 장루에는 비닐팩을 달아 피부에 부착하여 대변을 받아낸다. 정상적인 항문보다 불편하기는 하나 익숙해지면 사회생활에 큰 지장이 없다.

장루를 만드는 경우

하부직장암

항문에서 7cm 하방(최근에는 3~4cm 하방)의 직장암은 복회음절제술을 시행한 경우에 S결장루를 좌하복부에 만들고 있다.

완전히 폐색된 대장암

일시적으로 대장루나 회장루를 만든다.

장루는 대장이나 소장을 복벽으로 빼내어 인공항문을 만드는 것으로 그곳으로 대변이 나가게 한다. 장루에는 비닐팩을 달아 피부에 부착하여 대변을 받아낸다.

하부직장암에서 수술 전 방사선 치료를 한 경우

초저위 전방절제술을 하면서 일시적으로 회장루를 만든다. 수술 전 방사선 치료를 받으면 조직이 약해져 문합부 누출이 되기 쉬우며, 처음에는 괄약부전이 있기 때문에 일시적으로 회장루를 만든 후 배변훈련을 시키고 있다.

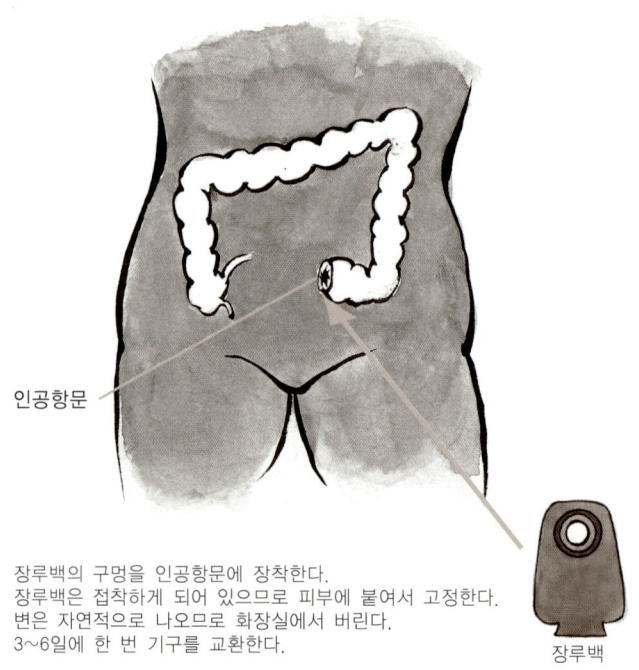

장루백의 구멍을 인공항문에 장착한다.
장루백은 접착하게 되어 있으므로 피부에 붙여서 고정한다.
변은 자연적으로 나오므로 화장실에서 버린다.
3~6일에 한 번 기구를 교환한다.

●● 인공항문을 장착하는 방법

장루의 종류

기간에 따라 영구 장루와 일시 장루로 구분한다.
영구 장루 : 하부 직장암 등에서 영구적으로 만드는 것이다.
일시적 장루 : 회장루나 대장루를 만들고 2~3개월 후 원상복원시킨다.

장루의 위치에 따라

회장루
소장의 끝부분인 회장으로 장루를 형성하며 대개 복부의 우하복부에 위치하게 되며, 일시적 장루에 주로 사용된다. 소화액이 함유된 묽은 변이 배출되어 피부자극을 일으킬 수 있으므로 세심한 관리가 필요하다.
회장루는 대장암, 가족성용종증, 궤양성 대장염, 크론씨병, 장결핵, 거대결장증 등일 경우 시행하는데 우리나라에서 영구 회장루 보유자는 그리 많지 않다.

결상루
결장루는 대부분 직장암, 결장암에서 사용되며 대장 및 직장의 게실, 외상, 선천적 결손의 경우에도 만들기도 한다.

횡행 결장루

상복부 중앙에 장루가 위치하며 대표적인 수술방법은 환상결장루인데 이것은 복벽에 절개를 가하고 횡행 결장루의 일부를 들어올려 양쪽에 구멍을 낸 상태로 피부에 고정시킨다. 변은 처음에는 반 유동 상태로 배출되다가 점차 고형변으로 바뀌게 된다.

S상 결장루

좌 하복부에 장루가 위치하며 대장의 대부분이 정상 활동을 하므로 변은 굳은 상태로 배출된다.

[장루의 위치에 따른 구분]

회장루	복부의 오른쪽 아래에 위치하며 소장의 끝부분인 회장으로 만든 장루이다. 소화효소가 함유된 묽은 변이 배출되므로 피부에 자극을 잘 일으킨다.
하행 / 에스 결장루	복부의 왼쪽 아래에 위치하며 대장의 대부분이 기능하므로 변은 평상시와 같은 상태로 배출된다. 필요에 따라서 관장이나 장세척을 할 수 있다.
횡행결장	복부의 위 중앙에 위치하며 횡행결장을 이용하여 루프로 장을 들어 올려 피부에 고정시킨다. 변은 약간 되게 나온다.

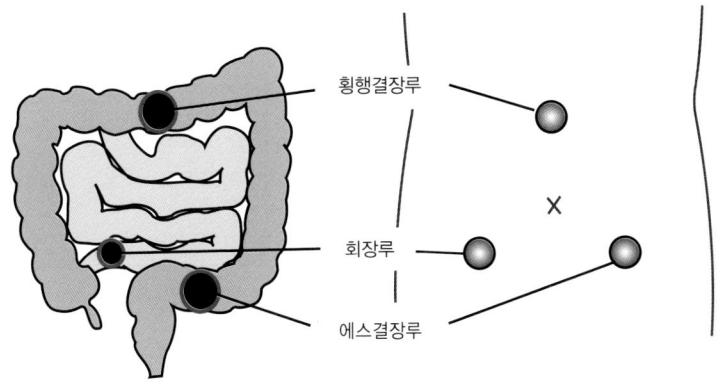

●● 장루의 위치에 따른 구분

장루의 관리

장루사용법

장루를 만들게 되면 장루의 비닐백 회사에서 방문하여 교육을 시켜준다. 또한 장루협회에 가입하면 장루를 만든 사람들끼리의 모임에 참석하여 여러 정보를 교환할 수 있다. 영구적 장루를 가진 경우에는 국가에서 장애를 인정해 여러 혜택이 있다. 또한 장루를 해도 큰 불편 없이 일상생활을 하는 사람이 많다.

장루 주위에 피부방벽제를 부착하고 그 위에 비닐백을 붙인다.

장루에 대변이 차면 비닐백의 하방에 있는 조리개를 열어서 대변을 빼낸 후 조리개를 달아놓는다. 5일에 한 번씩 교체한다.

비닐백 가격이 의료보험이 되므로 한달에 1~2만원정도 소요된다.

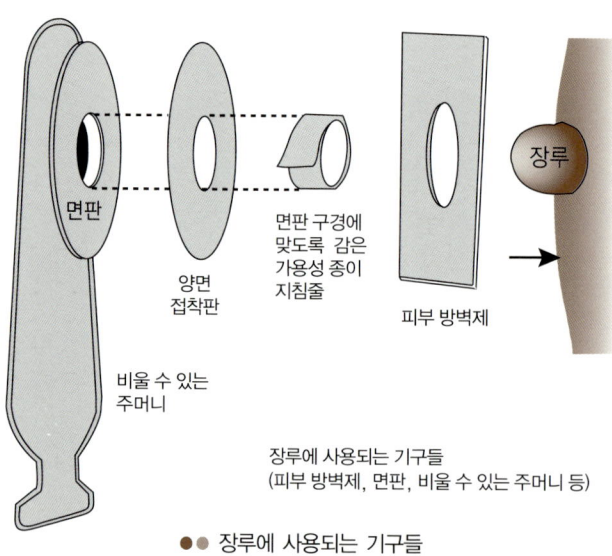

●● 장루에 사용되는 기구들

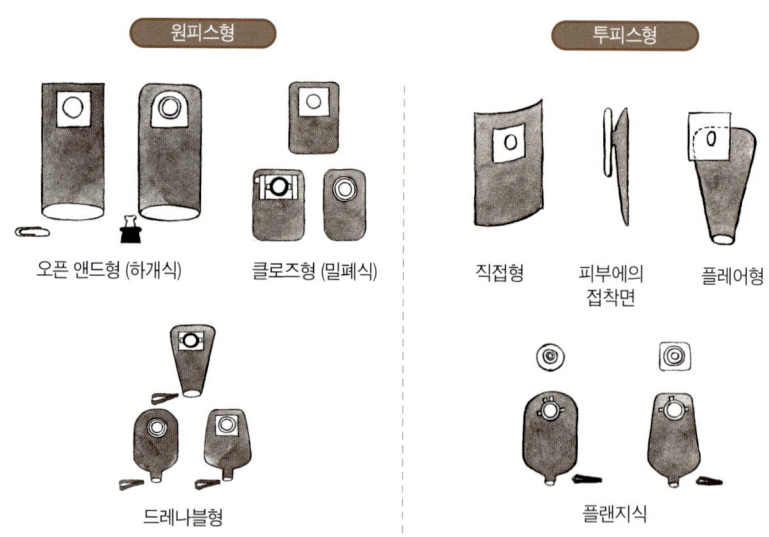

●● 다양한 인공항문 기구

장루환자의 일상생활

　수술이전의 직업에 복귀할 수 있으나 많은 장루 보유자들은 직장생활을 포함한 사회생활 참여에 대하여 포기할 생각을 하게 된다. 수술 후 공백 기간이 짧을수록 신체적, 정신적 회복에 도움이 되며, 이는 장루 보유자가 사회활동이 위축되는 것은 신체적 제한보다는 정신적 두려움 때문이다. 따라서 대부분의 직업은 장루상태라고 하더라도 일하는 데는 거의 지장이 없다.

　수술 후 특별한 후유증이나 합병증이 없고 방사선이나 항암화학요법을 마치고 건강이 회복되면 정상적 활동에 별다른 제약을 받지 않게 된다. 오히려 규칙적인 운동이나 취미활동은 건강유지에 도움이 된다. 신체접촉이 심한 활동이나 복근을 무리하게 사용하는 운동은 삼가는 것이 좋다. 목욕, 샤워, 수영 시에 물이 장루를 통해 체내로 주입될 것을 염려하는 경우가 있으나 장 내의 압력이 있기 때문에 물의 주입이 불가능하므로 크게 걱정할 필요는 없다. 운동은 장루에 상처를 주는 경우를 제외하고는 수술 전에 즐겼던 운동을 거의 다 할 수 있다. 그러나 골프의 경우에는 회음부 수술 부위가 완전히 치유된 후에 하는 것이 좋다. 무거운 물건을 들거나 아랫배에 힘이 주어지는 작업을 할 경우에는 탈장이 될 가능성이 있으므로 주의하여야 한다.

　장루를 가진 사람들의 전국적인 모임인 한국장루협회(http://www.ostomy.or.kr)를 통하여 재활에 도움을 받을 수 있다.

대장암의 예방과 정신 치료

암은 어느 날 갑자기 생겼다기보다는 오랜 기간 서서히 진행되어 왔다고 보는 것이 타당하다. 많은 암 전문학자들은 정신적인 스트레스를 암 발생의 주요한 요인이라는데 동의한다. 최근의 연구에서도 정신적인 스트레스를 많이 받는 사람에게 암 발생이 더 많다는 사실이 밝혀졌다.

암 치료에 있어 정신적 심리적인 부분이 치료 효과를 많이 좌우한다. 한 실험 결과에 의하면 출혈성 궤양으로 고통 받는 환자그룹에게 의사들은 최신 약이라고 하면서 가짜 플라시부 약을 주었더니 그 약을 먹은 환자 가운데 70%가 넘는 환자들이 즉시 출혈을 멈추었다. 반면 아직 실험 중이어서 효과가 입증되지 않았다고 말하며 약을 투여한 집단에서는 단지 25%의 환자만이 출혈을 멈추었다. 이런 효과를 플라시보 효과라고 한다.

이렇듯 암은 본인 자신이 스스로 극복의 대상으로 보고 나을 수 있다는 희망과 굳은 믿음이 필요하다.

19 / 대장암의 예방

생활습관과 환경요인

예방 가능한 암이 70%

암의 대부분은 흡연, 식이, 신체활동, 만성감염 등 생활습관과 환경요인에 의해 발생하게 된다. 따라서 세계보건기구에서는 생활습관 교정과 환경요인의 중재를 통하여 전체 암발생의 1/3을 예방할 수 있다고 하였다. 또한 Danaei(2005)는 예방가능한 암 사망은 약 40% 수준에 이르며, 그중에서 흡연, 식이, 만성감염, 음주, 신체활동 저하와 비만 등이 주요 기여요인인 것으로 제시되고 있어, 암예방을 위한 개인의 노력이 얼마나 중요한지 알 수 있다.

WHO(세계보건기구)에서 제시한 암발생 5대 요인은 흡연, 음주, 식이요인, 신체활동 저하, 과체중과 비만이라고 하였다.

암은 경제적, 사회적 손실이 매우 커 암이 발생하기 전에 예방하는 것이 건강증진의 가장 효율적인 방법이다.

WHO(세계보건기구)에서 제시한 암발생 5대 요인은 흡연, 음주, 식이요인, 신체활동저하, 과체중과 비만이라고 하였다.

암 예방을 위한 많은 연구들은 식품과 영양관련 분야에서 주로 진행되는데 이는 암 발생원인의 약 1/3이 식품과 관련이 있고 특히 위암이나 대장암 등의 소화기 암은 식품과 아주 밀접한 연관이 있다.

암학회 권장 사항

암은 일단 발생하면 완치가 어려운 경우가 많으므로 암이 생기지 않도록 미리 예방하는 것이 무엇보다 중요하다. 이를 위해서는 올바른 식생활 습관을 가지고 있어야 한다.

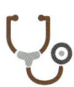 **대장암을 이기는 세가지 수칙 "3대 골든 타임"**
- 배변 후 1.5초 동안 점검
- 6세부터 식이섬유 매일 18~30g 섭취
- 50세부터 5년에 한번 대장내시경 검사(가족력 등 위험군은 40세부터)

＊ 출처 : 대장항문학회, 2010년 대장앎캠페인

한국, 미국, 일본 암학회 권장사항을 소개한다.

한국 암학회 권장 사항
- 편식하지 말고 영양소를 골고루 균형 있게 섭취한다.
- 녹황색 채소를 중심으로 과일 및 곡물 등 섬유질을 많이 섭취한다.
- 요구르트와 된장의 섭취를 권장한다.
- 비타민 A, C, E를 적당량 섭취한다.
- 표준체중을 유지하기 위해 과식하지 말고 지방을 적게 먹는다.
- 너무 짜고 매운 음식과 너무 뜨거운 음식은 피한다.
- 불에 직접 굽거나 훈제한 생선이나 고기는 피한다.
- 곰팡이가 생기거나 부패한 음식은 피한다.
- 술은 과음하거나 자주 마시지 않는다.
- 담배는 금한다.
- 태양광선 특히 자외선에 과다하게 노출하지 않는다.
- 땀이 날 정도의 적당한 운동은 하되 과로는 피한다.
- 스트레스를 피하고 기쁜 마음으로 생활한다.
- 목욕이나 샤워를 자주하여 몸을 청결하게 한다.

미국 암협회 권장사항
- 육류섭취를 줄이고 신선한 과일, 야채 등 채식위주로 먹는다.
  - 채식위주의 식사는 소화기계 암을 예방하는데 도움이 된다.

- 지방섭취를 피하고 특히 동물성 지방섭취를 피한다.
 - 고지방식이는 대장암, 직장암, 유방암 발병의 위험률을 증가시킨다.
- 표준체중을 유지한다. 적절한 운동은 암 예방에 도움을 준다.
 - 비만, 과체중은 대장, 직장, 자궁암, 유방암의 발병위험을 증가시킨다.
- 음주와 담배를 삼가한다. 술을 마시면서 담배를 피우는 경우 구강암, 식도암, 후두암 발병위험률이 높아진다.

일본 국립암센터 권장 사항
- 영양을 골고루 섭취한다.
- 날마다 변화 있는 식생활을 한다.
- 과식을 피하고 지방질의 섭취를 줄인다.
- 술을 적게 마신다.
- 담배를 끊기 어렵다면 적게 피우도록 한다.
- 비타민을 적당히 섭취하고 섬유질이 들어 있는 음식을 많이 먹는다.
- 음식을 짜게 먹지 않도록 하고, 뜨거운 음식을 식혀서 먹는다.
- 탄 음식은 먹지 않도록 한다.
- 곰팡이가 생긴 음식은 먹지 않는다.
- 지나치게 햇빛을 쬐지 않도록 한다.
- 적당한 운동을 하되 무리하지 않는다.
- 몸을 깨끗하게 한다.

암을 예방하는 식생활

대장암을 일으키는 환경요인으로는 식생활이 중요한다. 식생활에서 지방질을 많이 섭취하고 식이 섬유를 적게 먹으면 대장암이 많이 발병하므로 지방질 섭취를 줄이고 식이섬유를 많이 먹는 것이 좋다.

암예방에 좋은 식품

저지방 식이

음식의 종류와 상관없이 섭취 총 칼로리가 높을수록 대장암의 위험도가 높아진다. 과다한 고지방 식이로 섭취 총 칼로리가 올라가면 대장암의 위험도가 올라간다.

지방은 담즙산의 분비를 증가시켜 대장 점막을 자극할 뿐만 아니라 장내 세균에 의해 발암물질로 바뀌어 대장 상피를 비정상적으로 성장하게 한다. 총 지방섭취량과 대장암의 위험은 관련이 없으나, 트랜스 지방산이 많이 함유된 음식의 섭취가 대장암의 위험을 증가시킨다.

트랜스 지방산이란 식물성 지방을 고형화하고 산화를 막기 위해 수소를 첨가하는 처리 과정에서 생성되며 고온의 기름으로 조리하는 과정에서도 생성된다. 트랜스 지방산이 많은 음식으로는 팝콘, 감자튀김, 라면, 냉동피자, 도넛 등 각종 튀긴 음식들이 있다.

섬유소 섭취

섬유소가 많이 들어있는 채소, 과일, 도정이 덜된 곡류의 섭취는 그 식품들에 각종 항산화물질과 유익한 무기질이 들어 있을 뿐만 아니라 포만감을 주기 때문에 섭취하는 총 칼로리를 낮추는 간접적인 효과가 있다.

식이섬유는 물을 흡수하여 대변의 부피를 늘려 해로운 물질을 희석하고 변이 대장에서 빨리 통과되도록 하며 해로운 물질이 대장과 접촉하는 시간을 짧게 하여 대장암을 예방하는 것으로 알려져 있다.

신선한 과일과 야채 섭취

신선한 과일과 생으로 먹는 녹색, 녹황색 채소 섭취는 대장암을 예방하는 효과가 있다고 널리 알려져 있다.

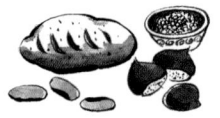
식물섬유가 많이 포함된 식품
말린 감, 녹미채, 호밀빵,
구운 밤, 작두콩, 누에콩,
청국장, 비지 등

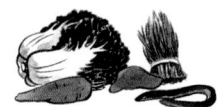
비타민 A나 베타카로틴을 많이 함유한 식품
당근, 시금치, 배추,
쑥갓, 부추, 간, 장어,
버터, 치즈 등

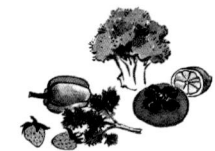
비타민 C가 많이 포함된 식품
파슬리, 브로컬리, 피망,
갓, 시금치, 딸기,
키위, 감, 레몬 등

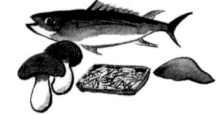
비타민 D가 많이 포함된 식품
간류, 정어리,
멸치, 가다랑어,
참치, 버섯류, 간유 등

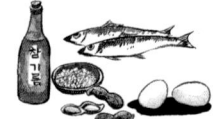
비타민 E가 많이 포함된 식품
땅콩, 배아미, 콩, 참기름,
정어리, 장어, 계란 등

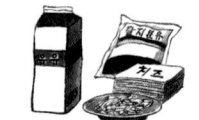
칼슘을 많이 함유한 식품
우유, 탈지분유, 치즈,
멸치 등

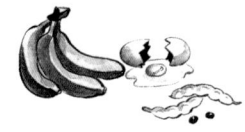
엽산이 많이 포함된 식품
간류, 노른자, 우유,
바나나, 콩, 배아미 등

●● 대장암 예방에 효과적인 식품

주의해야 할 식품

고기 중에서도 붉은 고기의 섭취가 대장암의 위험도를 증가시킨다. 붉은 색 고기란 쇠고기, 돼지고기, 양고기와 같이 붉고 어두운 색의 고기로 생선이나 닭 가슴살과 같은 흰색 고기와는 구별된다. 붉은 색 고기가 대장암의 위험을 높이는 이유에 대해서는 아직까지 확실히 밝혀지는 않았다. 그러나 붉은 색 고기의 대부분은 칼로리가 높고 지방이 많을 뿐 아니라 튀기고, 직접 불에 굽고, 훈제하는 요리 방법을 거치는 경우가 많아 이런 요리 방법에서 발암물질이 생성된다고 보고 있다.

암에 좋은 영양소

아래 나열한 영양소들은 암 환자들에게 좋은 영양소이며 암을 예방해주고 진행을 늦춰준다.

비타민B1, B2

비타민 B1 : 곡류의 배아와 두류, 보리, 돼지고기

비타민 B2 : 녹색채소, 우유, 치즈, 돼지고기, 내장고기, 간, 달걀

비타민A

체내에서 베타카로틴이 비타민 A로 전환

녹황색 채소(당근, 호박, 시금치 등), 해조류, 과일

비타민C

항산화제 역할

감귤, 파셀리, 포도, 레몬, 감자, 시금치

식후 비타민 C가 풍부한 신선한 과일 섭취 권장

비타민D

칼슘의 흡수를 도와 대장암과 결장암 예방

건표고버섯

비타민E(토코페롤)

항산화제, 항지방간성 인자

참깨, 콩, 수수, 해바라기씨 등 식물성 기름, 녹황색 채소, 두류, 간유 등

셀레늄(Se)

항산화제 역할

마늘, 파, 양파, 버섯등에 많다. 마늘등은 살짝 데치거나 구워 먹어도 좋다.

칼슘(Ca)

골격 구성, 생리기능 조절

뼈째 먹는 식품(멸치, 꽁치, 정어리)

식이섬유(Dietaryfiber)

인체 내의 소화효소에 의해 분해되지 않는 식물성 성분 및 동물 조직

내용물의 소화관 통과시간을 단축시키고 소장에서 영양소 흡수율을 감소시켜 비만 예방에 좋은 효과

전곡류, 생채소, 생과일, 해조류에 풍부

효과적 작용을 위해 하루에 6~8잔의 물 섭취

파이토 케미칼(phytochemicals)

식물성 식품속에서 발견되는 자연적 화학물질을 파이토케미칼이라고 한다. 항암효과가 있다. 양배추, 브로컬리, 콜리플라워, 케일, 무 등에 많다.

유산균

유산균은 대장에 있는 좋은 균이다. 면역작용을 증강시켜준다. 유산균은 청국장, 요쿠르트, 김치 등 발효식품에 많다.

암을 예방하는 과일과 채소

암을 예방하는 과일

블루베리, 딸기, 오렌지, 포도, 사과, 신과일(레몬), 살구, 감, 귤

암을 예방하는 채소

케일, 시금치, 마늘, 양파, 파, 무우, 양배추, 상추, 콩, 팥, 브로콜리, 콜리플라워, 당근, 감자

암환자와 육류

육류를 많이 먹으면 대장암, 유방암, 췌장암이 많이 생긴다는 것은 역학적(통계적)으로 증명된 사실이다.

육류를 많이 먹으면 대장암이 많이 발생하는 이유는 육류의 소화산물 즉, 나이크로젠 화합물들이 발암물질이어서 직접 대장벽을 자극하기도 하고, 또한 육류를 소화시키기 위하여 나온 담즙산이 대장에서 세균의 영향으로 2차 담즙산이 되는데, 2차 담즙산은 발암물질로 증명되었다.

필자는 육류를 많이 섭취하면 담즙산이 많이 나오고 이것이 외부에서 먹은 것만 소화시켜야 되지만 대장에 조그만 상처를 내서 이것을 치유하기 위해 우리 몸에서 점막을 재생하다 용종이 생기고 이 용종이 대장암으로 변한다고 생각하고 있다.

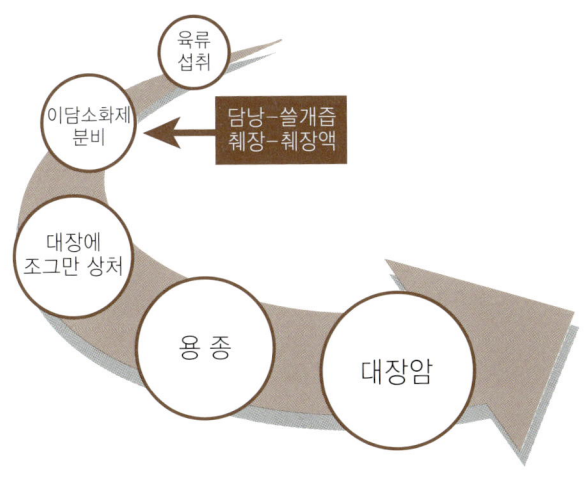

●● 육류와 대장암의 상관관계

　외인버그(E.D. Weinberg)같은 학자는 육류에는 철분이 많고 이 철분은 면역세포의 활동을 억제하고 DNA를 손상시킬 수 있는 수산기의 형성을 돕고 암세포의 증식을 촉진한다고 발표하였다.

　육류 중에서도 붉은 살코기 즉, 소, 돼지, 양고기는 대장암 발생을 촉진하는 것으로 밝혀져 육류 중에서는 가금류 즉, 닭이나 오리고기를 섭취하는 것이 바람직하다.

　지방이 많은 육류도 바람직하지 않다. 삼겹살처럼 지방이 많거나 꽃등심이나 곱창도 지방이 많아서 먹을 때는 고소하나 몸에는 아주 좋지 않다. 필자는 지방이 많은 육류를 가급적 피하고 먹더라도 3~4점만 먹고 그것도 야채 즉 상추, 마늘 등과 같이 먹도록 권하고 있다. 육류뿐만 아니라 소화가 잘 안 되는 식품 즉, 생선회, 오징어 등도 좋지 않다.

식사는 30번 이상 씹어서 삼킨다. 그러면 적게 먹을 뿐만 아니라 침에 섞여 있는 IgG, IgE같은 이뮤노글로부린이 항암역할을 해줄 뿐만 아니라 입에서 반 이상 소화시키면 담즙산 같은 소화액이 적게 나와 장에 부담을 줄여준다.

암이 사라지는 식사
염분은 제로에 가깝게
동물성 단백질과 동물성 지방의 제한
신선한 채소와 과일 다량 섭취
배아성분이나 콩류섭취
유산균, 해조류, 버섯섭취
꿀, 레몬, 맥주효모 섭취
올리브유, 참기름 활용
자연수 섭취 + 금주 · 금연
＊ 출처 : 와타요다카오박사(일본, 소화기전문의)의 암식사의 기본원칙

암환자의 운동

암 환자들은 항상 피곤함을 느끼는데 거의 모든 암환자들이 겪는 문제이다. 수술을 받고 항암화학요법을 하게 되면 신체조직속으로 화학물질이 들어가 몸 속에 독특한 생화학적 변화를 일으키게 된다. 방사선 치료를 받으면 정상세포도 영향을 받아 피곤하다는 것은 당연한 일이다. 어떤 환자들은 계속 잠만 자면 좋겠다고 하는 경

우도 있다. 때로는 밀려오는 피곤함이 암으로 인한 죽음이 가까이 왔다는 신호로 받아들이는 환자도 있다.

치료를 받으면서 몸이 적응하여 회복되기까지는 상당한 피로감을 느끼게 되므로 무리한 운동을 피하고 충분한 휴식을 취해야 한다. 음식물을 적절히 섭취하고 적당한 운동을 한다면 피로 회복에 도움이 된다. 피로감이 몰려오면 낮잠도 자고, 휴식을 취하는 것이 좋다. 하루 8시간 이상의 수면을 취하고 충분한 휴식을 통해 몸의 균형을 유지해야 한다.

정기적인 운동은 암환자의 건강회복에 많은 도움을 준다. 운동이 암 환자의 기력을 증진시키는 것이다. 처음 1달 정도는 아침 저녁 일정하게 30분~1시간씩 가볍게 걷는 것이 좋다. 수영이나 자전거, 등산, 골프 등의 가벼운 운동을 그 다음 단계에서 할 수 있고, 3개월 이후에는 본인이 즐기던 운동도 할 수 있다. 수술 후 항암제나 방사선 치료 중인 경우에는 가벼운 산책 이외의 운동은 삼가는 것이 좋다.

걷기는 아주 좋은 운동으로 시간을 조금씩 늘려 약간 땀이 날 정도로 걸으면 좋다. 조금씩 운동량을 늘려나가면서 정기적으로 운동을 한다면 회복이 빨라질 것이다. 가능하면 하루에 30분 이상씩 걷기를 시작하여 조금씩 늘려가는 것도 좋은 방법이다. 하루 1시간 정도의 걷기는 신체가 활력이 되고 치료에도 도움이 된다.

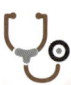 **이렇게 운동하세요**

처음 1달 정도는 아침 저녁 일정하게 30분~1시간씩 가볍게 걷기

그 다음 단계 – 수영, 자전거, 등산, 골프 등의 가벼운 운동

3개월 이후 – 본인이 즐기던 어떤 운동도 가능

수술 후 항암제나 방사선치료 중인 경우에는 가벼운 산책 이외의 운동을 삼가

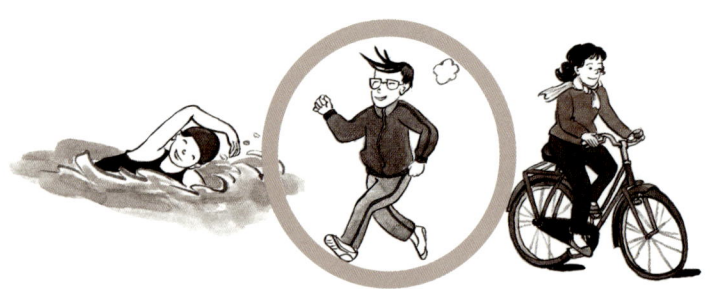

해도 좋은 운동

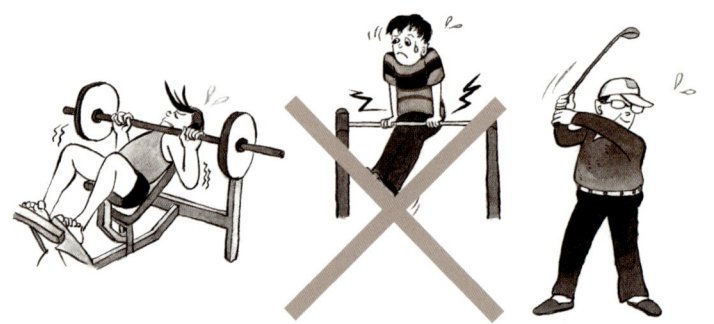

당분간 금해야 할 운동

•• 대장암 수술후 운동

정기적인 건강검진

우리보다 대장암의 빈도가 높은 미국은 대장암이 세 번째로 흔한 암으로 남녀 모두에서 사망률 2위이다. 하지만 미국은 대장내시경 검사 등의 활성화로 대장암으로 인한 사망률은 점차 감소하고 있다. 미국은 1980년대 중·후반부터 분변잠혈반응검사와 에스상결장검사 등으로 선별검사를 시행하기 시작하여 조기에 대장암을 발견하고, 용종이 있는 경우 절제술을 시행하여 그결과 대장암이 많이 줄어들게 되었다.

이처럼 대장암 정기 검진은 대장암의 조기 발견을 통하여 치료효과를 높일 수 있을 뿐 아니라 선종성 용종의 발견 및 내시경 절제를 통하여 암으로 이행되기 전 단계에서 치료를 함으로써 대장암 발생을 예방할 수 있다.

그러므로 증상이 없는 저위험군인 경우, 50세 이후부터 매 3~5년마다 대장내시경검사를 받아야 한다. 또한 궤양성 대장염, 크론병, 포이츠-예거스증후군, 가족성 용종증 등이 있는 경우와, 가족 중 유년기 용종, 대장암 혹은 용종, 가족성 용종증, 유전성 비용종증 대장암이 있는 고위험군은 전문의와 상담 후 검사방법과 검사간격을 설정하여 정기적인 검사를 받아야 한다.

[대장암 발생 고위험군의 검진 권고안]

고위험군		검진 연령	검진주기	검진 방법
가족력	(1) 부모·형제가 암인 경우 암 발생 연령이 55세 이하 혹은 2명 이상의 암(연령 불문)	40세	5년	대장내시경
	(2) 부모·형제가 암인 경우 암 발생 연령이 55세 이상	50세	5년	
용종 (폴립)	(1) 증식성 용종	평균위험군에 준함		
	(2) 선종성 용종　1cm 미만	절제 후 3년		대장내시경
	1cm 이상 또는 다발성	절제 후 1년		
염증성 장질환	(1) 좌측 대장에 국한	발병 후 15년 부터	1~2년	대장내시경
	(2) 대장 전체에 병변	발병 후 8년부터	1~2년	
유전성 암	(1) 가족성 용종증의 가족력	12세	1~2년	에스결장경
	(2) 유전성 비용종증 대장암의 가족력	21~40세	2년	대장내시경

자료 : 대한대장항문학회

　5대암검진 대장암은 선별검사로 분변잠혈반응검사를 하여 양성 반응을 보이면 대장내시경검사를 시행한다. 대장암은 초기에는 분변잠혈검사가 음성으로 나오므로 주기적으로 대장내시경 검사를 받아보는 것이 좋다.
　필자의 병원에서 대장암 수술을 하는 환자들도 증상이 있어서 병원을 찾는 환자보다도 건강검진을 목적으로 내원하여 대장내시경에서 대장암 진단을 받은 환자들이 훨씬 많다. 작년에는 필자의 병원에서 대장내시경 검사를 받은 환자 중에 1,000명당 16명이 대장암 진단을 받았다.

암의 조기 발견이 어려운 이유

대개의 경우 암은 자각증상이 없이 커지기 때문에 진단이나 검사의 기회를 놓치게 되면 조기발견이 어렵다. 특히나 사소한 증상으로 신체검사나 건강진단 등으로 암을 발견하기에는 부족한 경우가 대부분이다. 또한 증상이 나타나서 발견할 정도이면 암은 상당히 진행된 상태로 볼 수 있다. 컴퓨터 단층촬영(CT), 핵 자기공명 단층촬영(MRI)에서도 암 종양의 크기가 최소 10mm 이상은 되어야 가능하다. 이정도 크기에서 발견되면 조기발견이라고 하기에는 어렵다. 암 종양이 10mm쯤 되려면 1개의 암세포가 30번 분열 하여 10억개 정도로 증가한 것이며 무게로는 약 1g인데 이 정도의 크기라야 비로소 임상적으로 처음 '암'이 있음을 진단하게 되는데, 이 정도 크기라도 완전 돌기로 보기는 힘들다고 할 수 있다.

20 말기암의 심상(이미지) 치료

의학적으로 치료가 불가능한 말기암 환자는 의사의 입장에서도 안타깝고 당혹스럽다.

이런 환자들에게 심상(이미지)치료를 하여 획기적인 결과를 얻은 의사가 있다. 암 환자에게 방사선을 쪼여 치료하는 방사선 종양학과 의사인 미국 텍사스주 댈러스에 있는 암 카운슬링연구센터의 칼 사이먼튼은 잔여수명이 1년이 안 되는 159명의 말기암 환자에게 심상치료를 하여 63명을 4년까지 살렸을 뿐 아니라 그 중 22.4%인 14명은 암이 사라졌다. 의학적으로는 1명도 살리기 힘들었는데 기적이 일어난 것이다. 필자도 말기암 환자를 위한 이미지 치료를 하는 병원을 운영해보고 싶다.

현대의학은 육체와 정신을 분리해서 생각하는 경향이 있는데, 육체와 정신은 밀접한 관계가 있고 질병도 정신적 영향을 많이 받는다. 이 장에서는 암과 정신적 관계를 살펴보고 이미지 치료를 하는 정신적 치료를 기술한다.

> 외과적인 수술이 암을 치료하는 가장 효과적인 방법임에는 틀림이 없지만, 수술만으로 극복하기 어려운 문제를 보조요법을 병행한다면 상당한 효과를 볼 수 있다고 생각한다.

암환자의 정신적 의지

암을 극복하겠다는 의지

암은 어느 날 갑자기 생겼다기보다는 오랜 기간 서서히 진행되어 왔다고 보는 것이 타당하다. 많은 암 전문학자들은 정신적인 스트레스를 암 발생의 주요한 요인이라는데 동의한다. 최근의 연구에서도 정신적인 스트레스를 많이 받는 사람에게 암 발생이 더 많다는 사실이 밝혀졌다.

암 치료에 있어 정신적인 부분이 치료 효과를 많이 좌우한다. 어떤 질환이든지, 의사가 밀가루로 만든 가짜약(플라시보)을 주어도 30%는 치료된다. 한 실험에 의하면 출혈성 궤양으로 고통 받는 환자그룹에게 의사들은 최신 약이라고 하면서 가짜 플라시보 약을 주었더니 그 약을 먹은 환자 가운데 70%가 출혈을 멈추었다. 반면 아직 실험 중이어서 효과가 입증되지 않았다고 말하며 약을 투여한 집단에서는 단지 25%의 환자만이 출혈을 멈추었다. 이런 효과를 플라시보 효과라고 한다.

이렇듯 암은 본인 자신이 스스로 극복의 대상으로 보고 나을 수 있다는 희망과 굳은 믿음이 필요하다. 항상 삶에 감사하고, 주위 사람에게 배려하는 마음가짐이 무엇보다 필요하나.

출혈성 궤양으로 고통받는 환자그룹에게...	
최신 약이라고 하면서 가짜 약을 준 경우	그 약을 먹는 환자 가운데 70% 넘는 사람들이 즉시 출혈을 멈춤
아직 실험 중이어서 효과가 입증되지 않았다고 말하며 약을 투여한 경우	단지 25%의 환자만이 출혈을 멈춤

●● 플라시보 효과

원만한 인간관계

암을 극복하는 데에는 원만한 인간관계 유지 및 주위사람들의 정신적인 지지도 중요하다. 친구나 친척, 배우자, 자녀, 직장 상사, 동료들과의 주변관계를 잘 유지하는 것이 마음을 편안하게 하며 도움을 준다. 특히 현업으로 복귀하게 되는 경우에는 주위 사람들과 관계를 잘 유지하면 육체적, 정신적 부담을 많이 덜 수 있다.

현업으로의 복귀
서서히 활동 시간을 늘려 나간다.
1개월 정도되면 직장이나 평소 일하던 장소에서 일을 시작한다.
업무량을 조절하여 처음부터 무리하지 않도록 합니다.
심한 육체적 활동을 요하는 일은 3개월 이후에 시작한다.

긍정적이고 적극적인 태도

암이라는 질병에 대한 심리적 압박감과, 질병 경과와 치료 과정에서 발생하는 여러 가지 신체적 불편함 때문에 많은 어려움이 따른다. 어떤 경우에는 심한 불안감과 우울증, 분노를 느끼기도 한다. 그러나 수술 후 완쾌되었음을 기쁘게 생각하고, 가능한 정상적인 생활을 유지하면서 희망을 가지는 것이 중요하다.

치료과정에서의 불편함은 일시적인 것으로 병을 이겨내기 위한 과정이라 생각하고, 큰 수술도 이겨낸 자신감을 가지고 긍정적인 태도를 유지한다.

칼사이몬튼은 같은 암진단을 받고도 누구는 건강을 회복하고 또 누구는 죽게 되는 걸까 하고 의문이 들어 이들에 대한 연구를 진행했는데 건강을 회복한 사람들의 특징은 병을 대하는 태도와 삶에 대한 긍정적 태도가 큰 차이를 보였다고 하였다.

우리 병원에 대장암으로 치료를 받는 환자들을 보면 긍정적인 생각이 암치료에 얼마나 큰 영향을 미치는지 알 수 있다. 환자의 긍정적인 자세가 투병생활에 큰 영향을 준다.

명상은 면역능력을 향상시키며 항암치료로 인한 부작용(오심, 구토, 통증)을 완화시킨다는 보고도 있다.

마음건강에 대한 중요성을 인식하여 암환자를 대상으로 웃음치료, 명상, 음악, 미술치료 등을 병행하는 병원들도 늘고 있다. 우울, 불안, 스트레스 개선에 효과가 있다.

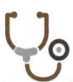
암 환자의 마음가짐과 생활태도
정상적인 생활을 유지하면서 희망을 가지는 마음
긍정적이고 적극적인 태도
의료진의 신뢰
환자라는 생각보다는 병을 이긴 사람으로 당당하게 생활
평소 하던 일들을 스스로 해결
술과 담배는 가능한 금주 및 금연
건전한 여가활동

신뢰와 배려

성공적인 암치료를 위해서는 의료진과 신뢰 관계를 잘 유지하는 것이 무엇보다 중요하다. 불편한 증상이 생길 때에는 치료 받는 병원의 주치의 또는 간호사와 상의하는 것이 좋다. 주변의 개인적인 경험이나 근거없는 치료방법을 믿고 따르다가 시간과 돈, 체력을 소모하고 오히려 치료에 악영향을 끼치기도 한다.

치료과정을 경험한 다른 암환자와 대화를 나누는 것도 좋은 방법이다. 필자의 병원에서는 암환자들이 정기 모임을 운영하여 경험담을 이야기 하고, 정보를 교환하게 한다. 고통은 나누면 배로 줄어들고 기쁨은 배로 늘어난다고 한다. 왜 나만 암에 걸렸을까 하는 노여움과 불만을 가지고 있다면 치료에 전혀 도움이 안 된다.

감사하는 마음과 사랑하는 마음, 남을 배려하는 자세가 치료과정에 많은 도움이 된다.

암의 심상(이미지) 치료

　필자는 42세 여자의 에스상대장암 환자를 치료한 적이 있다. 대장내시경으로 볼 때 암의 크기가 2cm 정도로 비교적 초기로 생각되는 환자였다. 그러나 복부 C-T 스캔상에는 간 전체에 걸쳐 간전이가 10곳도 더 되어 있었다.
　직업 등 개인신상에 관한 질문을 조심스럽게 하였다. 필자는 "결혼하셨나요?"라고 물었다. 그 여자는 결혼은 했었다고 했다. 그러면서 나는 죽어야 될 사람이다. 특히 어머니에게 미안하다고 하였다. 잘 물어보니 정식으로 결혼한 적은 없었고 어떤 남자의 둘째 부인으로 살아왔으며, 자신의 어머니가 그렇게 반대를 했는데 자신이 뿌리치지 못하고 살아온 것이라고 했다. 그래서 어머니와 원래 부인에 대한 죄책감이 있었던 것이다. 이런 죄책감이 스트레스로 이어졌을 것이고 면역이 떨어져 조기대장암임에도 간의 여러 곳으로 전이되었을 것이다.
　반면에 필자의 환자 중에는 52세 남자 환자로 간 전이가 된 직장암 환자가 있다. 이 환자는 직장암 수술을 복강경으로 받은 후, 1달 후 간암수술을 받았다. 2년 후 폐 전이가 좌측에 한 번 되었고 그 후 6개월 후 우측에 한 번 되어 폐 부분절제술을 2번 받았다. 그렇지만 그는 개인택시를 운전하는 독실한 기독교 신자로 매사에 감사해하였다. 현재는 건강한 상태이다. 본인은 전이가 더 이상 안되겠지만 또 되더라고 이겨낼 수 있다고 생각하며 낙관적으로 살고 있다. 이처럼 낙관적인 생각을 갖고 있는 사람이 결과가 좋다.

같은 암에 걸려도 누구는 결과가 좋고 누구는 결과가 나쁘다. 이런 이유는 무엇일까?

우선 가장 중요한 것은 본인의 의지이다.

의학적으로 치료가 불가능한 말기암 환자는 의사의 입장에서도 안타깝고 당혹스럽다. 이런 환자들에게 심상(image)치료를 하여 획기적인 결과를 얻은 의사가 있다. 방사선 종양학과 의사인 미국 텍사스주 댈러스에 있는 암 카운슬링연구센터의 칼 사이먼튼은 잔여 수명이 1년이 안 되는 159명의 말기암 환자에게 상상치료를 하여 63명을 4년까지 살렸을 뿐 아니라 그 중 22.4%인 14명은 암이 사라졌다. 의학적으로는 1명도 살리기 힘들었는데 기적이 일어난 것이다.

칼 사이먼튼의 이완 심상치료

말기암을 포함한 암환자들은 이완 심상치료를 하면 좋은 결과를 얻는다. 치료하는 방법은 다음과 같다.

① 은은한 조명이 있는 방에서 문을 닫고 편안히 앉아 눈을 감는다.
② 심호흡을 한다.
③ 얼굴, 눈 주위부터 턱, 목, 가슴, 배, 발까지 이완되게 한다.
④ 경치 좋고 즐거운 곳을 머리 속에 그린다.
⑤ 암세포는 매우 약하며 불안정한 빵 부스러기 정도의 먹을 것으로 상상한다.
⑥ 암세포를 잡아먹는 백혈구 세포가 암에 접근하여 조금씩 잡아먹는다.
⑦ 암의 크기가 서서히 줄어든다.

⑧ 암이 완전히 없어진다.
⑨ 의사에게 완치 판정을 받고 아주 기뻐하는 모습을 상상한다.
⑩ 가족들도 이 소식을 듣고 환호하는 것을 상상한다.
⑪ 하던 일상의 생활을 하며 인생의 목표에 도달한 자신을 상상한다.
⑫ 자신을 칭찬하고 격려하면서 눈을 서서히 뜬다.

이런 명상을 하루에 두세 번 한 번에 10~15분씩 하게 하였다.

이와 같은 이미지 치료를 159명의 말기암 환자에게 실시한 후, 4년이 지난 시점에 63명이 생존해 있었고 생존자중 기적 같이 암이 소멸된 사람이 14명(22.4%)이었고, 암이 약화되거나 안정된 사람도 46.2%나 되었다. 이 환자들의 평균 생존기간이 24.4개월로 미국 병원들의 말기암 환자 생존기간보다 2배 길었고, 51%의 환자들에서 암 발생 전과 비슷한 활력, 삶의 질을 유지하였으며, 이 기법을 이용하여 항암제를 이겨내지 못하고 치료가 불가능했던 4기 림프암환자도 완치되었고 말기 폐암환자도 기적같이 완치된 일이 나타났다. 그는 미국에서 사이먼튼 암센터라는 병원을 내어 성황을 이루고 있다.

[말기암환자의 심상 치료 결과]

구분	환자수(63명)	비율
암이 소멸된 사람	14명	22.2%
암이 약화된 사람	12명	19.1%
안정되어 있는 사람	17명	27.1%

159명중 63명이 4년까지 생존해있었고 이중 14명은 암이 소멸되었다.

    칼 사이먼튼의 영향을 받아 미국 하버드의대의 호흡기내과 교수인 디팩초프라는 의대교수를 사직하고 『Creating health』(한국판 『마음의 기적』, 역자 도솔, 출판사 황금부엉이)라는 책을 저술한 후 건강강좌 강사로 전업하였다. 그의 강의엔 많은 암 환자들이 오는데, 그는 폐암환자들에게 마치 최면을 건 것처럼 "나의 폐암은 낫는다. 완전히 낫는다"고 반복적으로 주문 외듯 소리내어 말하게 하고 병이 나은 후 모습을 생생하게 그리는 이미지 치료를 하였더니 병이 완치된 환자가 많았다는 것이다.

    필자도 앞으로 말기 암 환자를 위한 강의를 해 볼 생각도 갖고 있다.

효과적인 심상치료를 위한 이미지 만드는 법

    암 환자들에게 자신의 암세포와 암세포를 잡아먹는 백혈구에 대한 그림을 그려보라고 하면 암세포를 너무 무섭게 생각하거나 견고하게 생각하는 경향이 있다.

    암세포는 쉽게 생각해야 한다. 그래서 다음과 같이 상상하는 게 좋다.

1. 암세포는 약하고 불안정하다 : 암세포를 빵 부스러기 정도로 나약하게 생각한다.
2. 항암제나 방사선 치료는 강하여 암세포를 쉽게 파괴한다. 반면 건강한 세포는 이러한 치료에 손상되지 않고 회복이 쉽게 된다.
3. 암세포를 잡아먹는 백혈구 부대는 규모가 크고 암세포를 압도한다.
4. 백혈구는 공격적이고 암세포를 찾아 파괴한다.
5. 죽은 암세포는 몸에서 자연스럽게 씻겨져서 소변이나 대변으로 배출된다.
6. 암에서 해방된 건강한 사람이 된다.
7. 자신의 인생의 목표에 도달하고, 주위 사람에게 도움이 되는 꿈을 그린다.

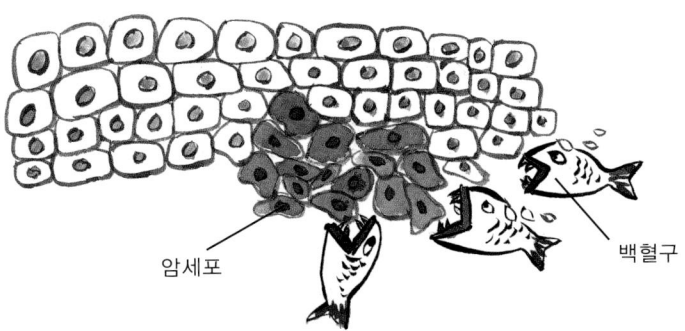

백혈구(물고기, 기사, 악어 등 암환자가 백혈구를 다른 매개체로 자유롭게 상상함)가 암세포를 잡아먹는 모습을 매일 생생하게 상상해서 암이 치유된 외국의 여러 치유 사례가 있다. 즉 정신력에 의한 자발적인 암 치유를 유도하는 것이다.

●● 이미지요법

심상치료에 병행하여 할 일

1. 자신에게 스트레스를 주었던 일을 기록한다. 그리고 스트레스를 경감시킬 방향을 생각한다.
2. 마음의 상처와 분노를 치유한다.
3. 나를 괴롭혔던 사람을 용서한다.
4. 병에 대한 목표를 설정한다. 6개월 이내에 죽을 것이라고 예상되었던 말기 암 환자가 2년 후 딸 결혼식까지 살아야 되겠다고 생각하고 실제로 그렇게 산 사례도 있다.

심상치료에 도움을 주는 방법

1. 명상

몸을 이완시키면서 경치 좋은 곳에 있는 상상을 한다. 심호흡을 하면서 머리 속에서 자신의 백혈구가 암세포를 잡아먹는 상상을 한다. 하루에 3번씩 하는데 최소한 아침, 저녁에 2번씩 한다.

2. 기도

자신의 종교에 따라 기도를 한다. 기도를 하면 반드시 효과를 본다. 우리가 잘 모르는 이슬람교도도 그들의 특별기도 기간인 라마단 기간 중에 기적이 많이 일어난다고 한다. 자신의 기도 뿐 아니라 다른 사람의 기도를 해주어도 효과를 본다.

필자의 어머니는 가톨릭신자였음에도 장독대에 매일 정한수를 한 사발씩 올려놓고 기도하였다. 이런 정신적 에너지가 필자에게

전달되어 필자가 이만큼이라도 된 것 같다.

실제 미국에서 암에 걸린 환자들을 A집단과 B집단으로 나누어 A집단에만 모르는 사람들이 기도를 해 주었다. A집단이 결과가 더 좋았음은 물론이다. 만약에 큰 돌에다 기도를 하였다고 치자. 그러면 그 큰 돌이 기도를 들어주었다기보다는 자신의 잠재의식과 대화를 하고, 자신이 간절히 바라는 것이 무엇인지 알고 목표를 정하는 데 도움을 주었을 것이다. 기도를 하면 반드시 효과를 본다. 만약 명상이 힘들다면 대신 기도를 하여도 좋다.

3. 웃음

웃으면 난치병 치료에 효과를 본다.

불치병인 강직성 척추염에 걸린 노만 커즌즈는 매일 2~3시간씩 코미디 프로를 보면서 웃었다. 그리고 강직성 척추염이 완치되었고 본인이 코메디언이 되었으며 미국의 캘리포니아 의과대에서 웃음치료학의 교수가 되어 환자들을 고치고 있다. 무조건 웃으면 효과를 본다.

4. 선행

미국의 록펠러는 48세 때 병명도 알 수 없는 병에 걸려 음식을 먹을 수도 없고 몸무게가 50kg도 안 되었다. 의사들은 그에게 6개월 이상 살기 힘들다고 하였다. 그는 이왕에 죽을 것이니 그 때부터 선행을 시작하여 록펠러 재단도 만들고 세상에 좋은 일을 많이 하였다. 그 결과 그는 건강을 회복하고 90세 이상까지 장수하였다. 그런 의미에서도 자신을 괴롭혔던 사람을 용서해주는 것이 좋다. 또한 자신의 내면과도 대화를 하여 자신을 옥죄었던 삶도 개선해 보는 게 좋다.

심상치료를 하는 방법

박대통령 시절 '새마을 운동'이란 말을 매일 듣다보니 처음에는 이상했지만 나중에는 당연하게 받아들였다. 『이처럼 나의 암은 완치된다. 반드시 완치된다』는 생각을 최면을 걸 듯 머리 속에 넣어야 한다. 이런 심상치료를 하는 방법을 소개한다.

1. 명상이완법

앞에서 소개한 명상이완법을 한번에 10분씩, 하루 2~3번씩 매일 지속적으로 한다.

2. 반복해서 쓰는 법

백지나 노트에 하루에 20번식 매일 쓴다.

3. 코르크판법

크기가 60 x 90cm 되는 코르크판을 문구점에서 구입한 후 자신의 건강한 사진과 앞으로 잘 된 모습을 붙여두고 매일 하루에 몇 번씩 보며 이

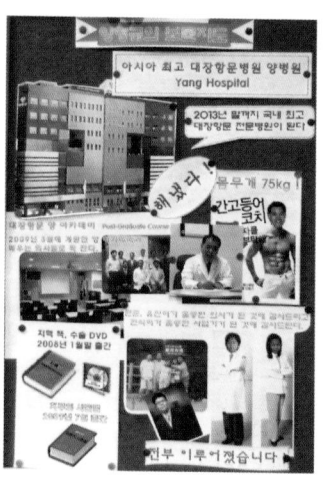

미지를 그린다.

4. 반복해서 소리내어 말하는 법

"나의 암은 완치된다, 반드시 완치된다"를 1차례 10번씩 소리내서 외치는데 아침, 저녁으로 하루에 2차례 한다.

암 환자의 정신과적 치료

암이라는 진단을 받으면 그 충격은 대단하다. 이 충격을 정신과 의사와 상의하는 것도 도움이 된다. 정신과 의사에게 상담을 통해 마음의 상처, 스트레스를 알아내고 치유받으며, 살아야 한다는 동기부여를 받으면 도움이 된다.

스트레스가 암을 증가시키는가?

스트레스가 건강에 영향을 준다는 연구를 처음으로 한 학자는 캐나다의 몬트리얼 의대의 한스 셀리에 교수였다. 그는 쥐들을 위장에 넣고 그 앞을 고양이가 왔다 갔다 하게 한 후 1개월 후에 해부해 보니 80% 이상에서 위궤양과 출혈성 위염이 생김을 실험을 통해 보여주었다. 그 이후 여러 실험을 통해 지나친 스트레스는 면역력을 떨어트려 여러 가지 질병과 암을 많이 유발하는 것이 증명되었다. 지나친 스트레스를 받았던 환자들은 스트레스를 해소해주면 암외 치료에 도움이 된다.

21 말기암의 치료

대장암 진단 시점에서 20%의 환자는 주위 장기에 침윤이 되어 있거나 원격전이가 되어 있어 근치적 절제 수술이 불가능하다. 대장암은 예후가 좋은 암이여서 70%는 완치되지만 30%는 사망한다.

말기암은 치료한다는 목적보다는 증상을 완화시켜 통증을 줄여주고 환자의 수명을 조금이라도 연장시키는데 목적이 있다. 그러나 이렇게 한다는 것이 삶의 질을 과연 높일 수 있을지에 대한 의문도 있다. 말기암 환자를 완치시키고자 환자의 입장에서 생각하지 않고 경제적인 부담을 너무 많이 준다거나, 품위 있는 생활을 해쳐서는 안 된다. 존엄하게 치료 받다가 존엄하게 죽는 것(well-dying)도 중요하다. 이제 환자나 의료진이나 생각을 바꾸어야 한다.

말기암은 완치시키려는 치료의학에서 환자의 증상을 완화시키는 방향으로 그 중심을 바꾸어야 한다. 완화의료란 환자의 증상을 완화시켜주는 것을 목적으로 하는 증상 중심적인 치료이며 환자의 의학적 문제와 더불어 심리적, 사회적, 영적문제까지 해결해 주는 환자 중심적인 치료를 말한다. 따라서 말기암환자들의 삶의 질을 높

말기암 환자를 완치시키고자 환자의 입장에서 생각하지 않고 경제적인 부담을 너무 많이 준다거나, 품위 있는 생활을 해쳐서는 안 된다. 말기암은 완치시키려는 치료의학에서 환자의 증상을 완화시키는 방향으로 그 중심을 바꾸어야 한다.

이는 의료 활동이라고 할 수 있다.

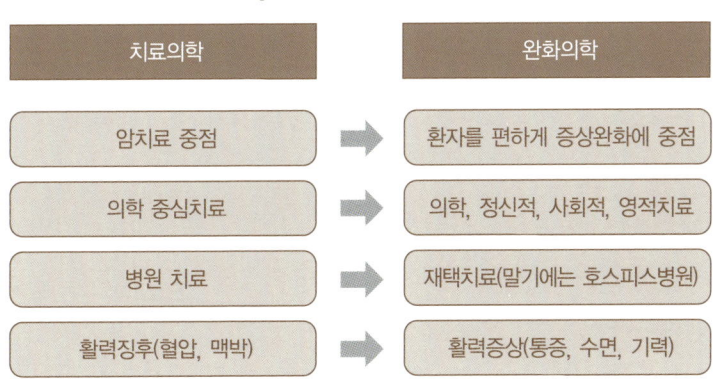

[치료의학과 완화의학]

말기암 환자의 통보

필자의 후배인 소아과 의사가 말기 위암 진단을 받았다. 그는 위암절제가 불가능하여 음식물이 넘어갈 수 있게 위와 소장을 연결해 주는 우회수술만 받았는데 보호자는 환자에게 알리지 말 것을 요구하여 환자에게 알리지 못했다. 그 후 환자는 근치수술을 받은 것으로 착각하여 퇴원 후에 자신의 의원에서 진료를 1~2개월 하다가 다시 증상이 나빠지면 입원하곤 하였다. 그는 동료 1명과 개원한 상태였으나 제대로 정리도 못하고 항암 치료 중 사망하였다. 사전에 알려주었더라면 잘 정리하였을 것이다.

이와 같이 보통 말기암으로 진단되면 가족들에게 먼저 알린다. 대부분의 가족들은 완치가 불가능하다고 판정되면 환자에게 알리지 말 것을 요구하며 본인들이 따로 이야기하겠다고 말한다. 그러나 죄책감을 느끼면서 거짓말로 둘러대다가 죽기 직전까지도 말을 못하는 경우가 많다.

이와 같은 경우에 필자는 가족들에게 완치가 불가능하다고 말을 한 후 가족의 동의를 구한 후 가족과 환자를 함께 불러서 사실대로 이야기한다. "의학적으로는 완치가 불가능하다. 그러나 이미지치료나 기도 등으로 좋은 결과가 있을 수도 있다"고 희망 섞인 말을 같이 해준다.

환자가 얼마나 더 살겠느냐고 물어보면 통상적으로 평균 값으로 대답도 해주고 있다. 이런 말을 해주면 환자가 잠시는 우울해 할 수 있으나 대개는 잘 극복한다. 만약 6개월 정도 살 수 있을 것이라고 하면 마지막 6개월이 환자에게는 너무 중요한 시간이기 때문이다. 말기암으로 돌아가시는 분들이 마지막 면담시 대부분 필자에게 "사실대로 말해줘서 고마웠다"고 말한다.

의사들도 이런 말을 하기는 정말 괴롭지만 해 주어야 한다고 생각한다. 의사가 아니면 누가 통보를 해 주겠는가.

2~3년전 말기 췌장암환자였던 미국의 카네기멜런대 랜디 포시교수는 유튜브 등 인터넷 사이트를 통해 전 세계 1,000만명 이상에게

'마지막 강의'로 시한부 삶에도 좌절하지 않고 인생을 긍정적으로 살라는 메시지를 전했다. 그는 "삶을 즐기고 절대 포기하지 말라"며 잘못했으면 사과할 것, 감사하는 마음을 갖고 살 것 등 삶의 기본 자세를 강조했다. 또 "물질적인 부가 아닌 다른 사람들과의 의미 있는 교류로 가치 있는 삶을 살 수 있다"고 역설했다.

그는 방송에서도 "나는 비록 암에 걸렸지만 그것이 불공정하다고 생각하지는 않는다"며 "내가 화를 낸다고 상황이 바뀌는 것도 아니다"고 긍정적인 태도로 병마와 싸워 나가겠다는 의연함을 보였다. 필자도 이 강연처럼 말기암 환자들에게 희망을 갖고 치료받기를 조언하고 있다.

고식적 수술

직장암이 너무 진행되어 절제 수술을 할 수 없을 경우에는 직장암은 그대로 두고 S자 결장을 복부로 빼서 대변을 잘 볼 수 있도록 S상 결장루를 만든다. 이렇게 하면 장이 막혀 불가능했던 음식물 섭취가 가능하며 복통도 가라앉는다. 아무 수술도 하지 않는다면 2~3개월내에 사망하겠지만 위와 같이 S상 결장루를 만든다면 1년 이상 편하게 살 수 있다. 우리는 이와 같이 증상 완화를 위한 수술을 고식적 수술이라고 한다.

근치(완치)를 목적으로 광범위한 수술을 하는 것이 아니라 그림과 같이 대장암으로 대장이 막혀 있으면 암을 절제하여 연결해 주는 수술을 하거나 절제가 불가능하면 막힌 부분보다 상부의 대장이나 소장을 복부로 빼내어 배변을 할 수 있도록 해주어야 한다.

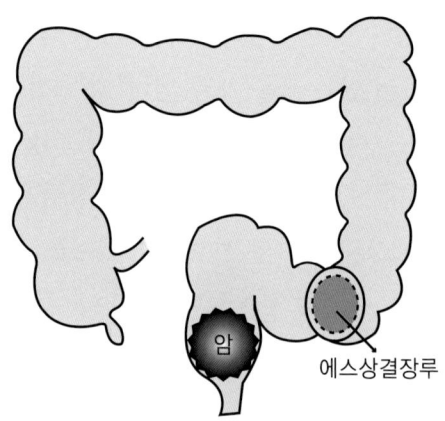

직장암으로 직장이 막히고 절제가 불가능할 경우
에스상결장루를 만들면 편하게 살 수 있다.

●● 고식적 수술의 예

 고식적 수술
고식적이라는 본래의 의미는 '임시방편 밖에 안 되는 것' 또는 '근본적인 대책 없이 임시변통으로 하는 것'이라는 뜻이다. 대체로 치료가 어려운 대장암 말기 환자에게 증상완화와 생존기간 연장을 목적으로 하게 된다.

근치적 절제수술과 다른 점은 수술 후에도 잔류암이 남게 된다는 점과 환자의 몸 상태에 따라 수술범위가 달라진다는 점이다. 수술 후 음식물 섭취의 가능여부, 통증 완화와 생존기간 연장, 환자 삶의 질에 도움이 되는지에 따라 수술 여부를 결정한다.

　암으로 대장이 막혀있다면 고식적 절제, 대장루, 소장루 수술을 한다.

　우회술

　우회술이란 막힌 부분의 앞의 장과 뒤의 장을 연결해 주어 대변이 통과할 수 있도록 해주는 수술이다. 암으로 대장이 막혀 있다면 장폐색이 되어 배가 개구리처럼 불러지고 통증이 심하며 음식을 먹을 수가 없다.

방사선치료

　말기 직장암으로 수술이 불가능할 경우, 방사선치료만이라도 해주면 암의 크기가 줄어들어 증상이 호전되는 수가 많다.

항암화학요법

　항암제를 주사나 경구약으로 투여하는 방법이다. 암의 크기가 줄어들면 생존기간을 연장시켜 줄 수 있다. 그러나 전신상태가 좋지 않을 때에는 과감히 중단해야한다.

증상치료

통증, 구토, 수면장애, 변비, 호흡곤란, 복수 우울증 등은 증상에 따라 치료한다. 이 중 통증치료를 자세히 살펴보자.

통증치료

대개 말기암의 통증은 암 자체에 의한 것과 암 치료(수술, 방사선 치료, 항암치료)에 의한 통증으로 구분된다.

[말기암 통증의 종류]

통증의 종류	비율
암 자체에 의한 통증	85%
암치료(수술, 항암, 방사선)에 의한 통증	10%
암과 무관한 통증	5%

통증의 정도, 부위, 빈도 등을 파악한 후 치료를 결정한다.
통증이 조절되지 않으면 환자와 가족 모두 고통 받게 된다. 환자의 일상능력 저하와 식욕 감소, 불면증을 비롯한 불만족스러운 증상 등으로 정서적으로도 불안정하게 되어 삶의 질이 크게 저하된다.

타장기 전이 시 통증

암 질환이 어느 한 부위에만 국한되어 있을 때의 통증은 그다지

심하지 않을 수 있지만 인접장기나 원격장기로 전이가 된 경우는 통증이 조절되지 못할 정도로 심한 경우도 있다.

통증 시 약제

암으로 인한 통증을 치료하기 위해 많은 종류의 약제가 이용되고 있다. 대개는 일반적인 진통제, 항우울제, 수면제, 스테로이드, 항경련제 등으로 치료하지만 중등도 이상의 통증이 발생되는 시기의 일부에서는 마약성 제재가 사용되고 있다.

약제의 부작용

암 환자들이 심하게 호소하는 증상은 구역질, 변비, 기침, 소화 불량, 가려움증, 식욕부진, 호흡곤란, 전신무력감, 수면과 배뇨 장애, 부종 등 여러 종류가 있다. 통증이 있는 경우에는 마약성 진통제를 주로 사용하지만, 이 약제 자체에 의한 부작용(오심, 구토, 식욕부진, 위장장애, 배뇨장애등)도 무시할 수가 없다.

입원치료

말기암환자는 가정에서 호스피스간호사의 도움을 받아서 치료하는 것이 이상적이다.

그러나 다음과 같은 경우에는 입원치료가 필요하다.

입원이 필요할 경우
1. 심한통증, 호흡곤란 등으로 가정 호스피스나 통원치료가 불가능할 때
2. 심한 우울증, 불안 등 정신적인 문제가 있을 때
3. 가족 내 심각한 갈등이 있는 때

말기암 환자는 호스피스 병동이나 노인요양병원에 입원하게 된다. 호스피스병동이 가장 바람직하나 우리나라에는 많지 않아 입원이 용이하지 않다. 호스피스병동 입원은 보통 보호자가 먼저 상담한 후에 이루어진다.

호스피스를 운영하는 병원은 통증완화를 효율적으로 시행할 수 있어 환자의 정서적 안정을 유지하며 우울증이나 고독감에서 벗어나게 한다. 또한 말기암환자를 지지하고 끝까지 포기하지 않는다는 것을 인식시켜 편안한 죽음을 맞이하도록 도우며, 마지막으로는 환자의 임종 후 사별 가족을 돌보는 역할까지도 담당한다.

우리나라는 아직도 호스피스 서비스를 제공하는 병원이 적어 암 사망자의 약 3%만 이용할 수 있으며 대개 3차 의료기관인 대형병원에서 연명치료를 받다가 생을 마감하고 있다. 이로 인해 환자는 물론 가족들이 신체적·정신적·경제적인 고통을 받고 있으며, 막대한 의료비용 지출이 사회문제로 대두되고 있다. 따라서 정부는 말기암 환자의 50%를 수용할 수 있는 호스피스병동의 활성화 대책을 수립하고 있다.

호스피스 병원은 1965년 강릉의 갈마니수도원에서 처음 생긴 이래 전국에 약 100여 곳이 있다. 월 입원료는 150~300만원 정도이다.

한국호스피스·완화의료학회 홈페이지(www.hospicecare.co.kr)에 접속하면 자세한 정보를 얻을 수 있다.

부록

대장암에 걸리신 아버지

대장암 환우 보호자 김지선(가명) 님

2008년 12월 아버지께서 집에 전화를 하셨습니다. 설사처럼 변이 삐질삐질 나오기만 하고 배가 너무 아프시다고 동네 내과에서 검사를 한참 하다보니 큰 병원에 가시라 해서 A대학병원으로 갈까, S대학병원으로 갈까하다 집에서 가까운 S대학병원으로 갔더니 대장암인데 장이 터지기 일보직전이라며 수술하셔야 한다길래 장이 암으로 막혀있어 변을 못보는 상태이니 인공항문을 만드는 수술을 하셔야 한다고 해서 3~4시간에 걸쳐 급한 상황은 막을 수 있었습니다. 하지만 한 달 후 몸이 회복하는 데로 암을 제거하는 수술을 하자고 하던 병원측에서는 아버지께서 폐가 좋지않아 수술할 수가 없다고 다른 병원으로 가시라 해서 모대학병원에 가서 검사를 받으며 수술 여부를 여쭤보았으나 한쪽 폐는 쓸 수가 없어서 마취를 할 수가 없으며, 혹여 하더라도 수술하다 돌아가실 수 있다고 절대 하지 말라고 하였습니다.

대한민국에서 큰 병원에서 할 수 없다니 무작정 4달이라는 시간을 선생님 말씀대로 맛나는거 드시고 시간을 보냈지만 인공항문을 배에 달고 계신 아버지의 스트레스는 극에 달하신 것 같았습니다.

하루 종일 배에 달려있는 장루에 견딜 수 없는 아버지의 고통은 말로 표현할 수 없을 만큼 딸들인 우리와 어머니를 많이 힘들게 했다. 돌아가시는 한이 있다해도 아버지께서 원하시는 수술을 해보자고 결심은 했지만 딱히 수술할 수 있는 병원이 생각이 나지 않던 차에 주변에서 양병원이 수술을 너무 잘한다는 소문이 귀에 들려왔답니다. 속으로는 설마 작은 개인병원에서 잘 할 수 있을까....하지만 아버지께는 이런저런 따질만한 시간이 없었답니다.

　다시 한 번 이라는 마음에 모대학병원에 외과, 내과 의사선생님들께 여쭤보았지만 힘들다는 말씀뿐이었습니다. 포기하고 혹시나 하는 마음으로 양병원에 이런저런 사정상 전화를 했다고 하니 직원분은 친절하게도 원장님까지 바꿔주셨답니다.

　원장님께서 진료날짜도 아닌데 아버지를 봐주시겠다고 하며 급히 오라 하셨습니다. 원장님께선 1퍼센트의 가능성만 있으면 수술하실 수 있다고 희망적인 말씀을 하셨습니다. 이틀만의 검사를 끝내고 곧바로 수술에 들어갔습니다.

　마취과 선생님의 약간의 염려는 있었지만 가능성을 믿고 책임을 다하신다는 말씀과 열심히 해 보겠다는 진실함. 돌아가실 거란 생각에 사실 장례문제도 알아보았습니다. 아버지께는 죄송하지만. 6시간의 긴 수술 끝에 아버지께선 살아나시어 숨을 쉬고 계셨습니다.

　몇 일의 고비는 있을 거라 말씀하셨지만 수술은 잘 되었다고 성공적으로 하셨다며 수술집도하신 정승규 선생님, 마취과 성낙순 선생님, 원장님...정말 감사드리고 싶습니다.

　이틀간의 고통 뒤에 정말 아무렇지도 않게 깨어나신 아버지께선 어쩜 그리도 편안해 보이시는지 제일 먼저 배를 확인하시더니 없어진 항문주머니가 신기하신지 만지고 또 만지며 흐뭇해 하시며, 기적이 일어남에 좋아하시는 모습이 아직도 선하답니다.
  양병원에서 환자들이 고통도 덜하고 회복이 눈에 띄게 빠른 게 이해할 수 없을 정도로 꿈 같은 이주일이 지나고, 주변 환자들 또한 너무 좋은 병원이라고 친절하시고 체계적으로 잡혀 있는 양병원 정말 최고라고 칭찬을 많이 하시던데 제가 느끼기에도 나무랄 데 없을 정도로 추천하고픈 병원입니다.
  아버지께서 수술하신지 24일째 되는데 식사도 잘하시고 점점 회복하는 모습에서 20년은 더 사실 것 같은 생각이 들 정도로 건강하시답니다.
  다시 한 번 양병원 원장님을 비롯해 여러 선생님들 간호사 선생님들께 감사드립니다.

맑은 하늘을 바라보며 이 글을 씁니다

대장암환우 김춘옥(가명) 님

하느님 감사합니다. 정승규 부원장님 진심으로 감사드립니다.
암! 나에게는 상관없는 먼 곳의 이야기라고 생각했습니다. 나에게 친구처럼 다가올 줄은 상상도 못했습니다. 언제부턴가 아랫배가 뻐근하고 구름 낀 날의 날씨와 같이 뱃속이 흐린 날이 많았습니다. 그럼에도 신경 쓸 여유가 없이 하루하루 생활을 하며 살아 왔습니다. 93세인 친정어머님을 모시고 살아온 지 몇 십 년이 흘렀습니다. 몇 년 전부터 노환으로 소·대변을 받아내는 병구완을 하면서 나의 몸은 미처 돌보지 못했습니다.

몇 달 전부터 왼쪽 아랫배가 뭉치고 통증이 오면서 자주 피로해져 어머니 병간호를 하기에도 벅찼습니다. 7월 초에 ○○병원 중환자실로 어머니를 모시고 나서야 긴장이 좀 풀리고 편하게 생활을 할 수 있었습니다. 그러나 통증이 점점 심해져 종합병원에서 초음파 검사와 컴퓨터 촬영을 했지만 아무 이상이 없다고 의사 선생님이 말씀하셨습니다. 하지만 더 심하게 고통이 밀려왔습니다.

내 나이 73세. 노인이라는 걸 잊고 살아왔습니다. 노래교실에서 즐겁게 노래하고, 헬스클럽에서 열심히 운동하고 수영도 하면서 내 나이를 잊고 살았습니다. 양병원이 장 전문 병원이라는 입소문을 듣고 통증이 더 심해질 무렵인 8월 7일 첫 검사 날짜를 받았지만 검사 중 실패했습니다. 나이가 많아서 괄약근이 약해 항문 조절이 안

됐기 때문입니다.

  2차 검사를 8월 20일 장 내시경과 1차 실패했던 검사까지 받고 25일로 입원 날짜를 정한 뒤 27일 수술을 하기로 했습니다. 아들, 며느리, 딸들은 내가 암 이라는 것을 알고 있음에도 불구하고 나는 내 병이 무엇인지도 모르고 수술을 받았습니다. 30일 저녁, 정승규 선생님이 "김춘옥님은 항암치료를 받으셔야 되겠습니다."라고 말씀하시기에 나는 "치료를 받으라면 받아야죠." 대답을 하고 침대에 누워서 생각해보니 항암 치료는 암 환자가 받는 것인데 왜 내가 받아야 하는지 궁금하였습니다. 그래서 간호사가 주사를 놓으러 왔을 때 간호사에게 내가 무슨 병입니까? 라고 물으니 선생님께 물어보라며 알고 있지만 대답해 드릴 수 없다고 하였습니다. 그 말을 듣고 알 것 같았습니다. 저녁에 아들과 며느리에게 내가 알고 있어야 모든 문제를 처리 할 수 있다고 솔직하게 내 병이 무엇인지 말을 해 달라고 하였습니다. 그랬더니 암 이라는 병이지만 수술을 했으니까 항암 치료만 잘 받고 모든 걸 조심하면 아무 이상이 없다고 안심을 시켜 주었습니다. 그러나 그날 밤 중환자실에 계신 어머니 생각과 영감님 생각에 잠을 이루지 못하였습니다. 3년은 더 살수 있다고 하였습니다. 지금 내 나이 73세도 고령인데 3년 후면 76세.. 아무 여한이 없습니다.

  요즈음은 매일 매일은 감사 하면서 지냅니다. 아들, 며느리, 딸들에게도 감사하고 다들 염려 해 준 친구들과 이웃들, 모든 이에게 감사의 뜻을 전합니다. 병원의 간호사들과 나를 살려주신 정승규 선생님께 감사합니다.

찾아보기

▶ ㄱ

가족성 용종증 / 28
간 절제수술 / 148
간동맥 항암제 주입요법 / 148
간전이 / 146
간질종양 / 22
결장루 / 171
경항문 종양 국소제거술 / 107
고식적 수술 / 214
고식적 항암치료 / 123
고연령층 / 30
고열소작요법 / 148
고온 생검술(Hot biopsy) / 63
고위전방절제술 / 102
과민성 대장 / 38
과오종 / 61
궤양성 대장염 / 29
근치적 항암치료 / 123

▶ ㄴ

납 차폐물 / 99
내시경 절제 후 추적검사 / 73
내시경 점막 절제술(EMR) / 65
내시경 점막하 박리술(ESD) / 66
내시경직 절제술 / 64

▶ ㄷ

다엽콜리메이터 / 99
대변 잠혈반응검사 / 43
대장 용종 / 38
대장 용종 치료 후 정기적 추적검사 / 69
대장 게실 / 38
대장내시경검사 / 48
대장암 수술 후 후유증 / 116
대장암과 증상이 비슷한 질환 / 37
대장암에 많이 이용되는 항암요법 / 124
대장암에 잘 걸리는 사람 / 25
대장암의 개요 / 19
대장암의 방사선 치료 / 94
대장암의 병기와 예후 / 75
대장암의 부위에 따른 증상 / 35
대장암의 수술 / 83
대장암의 수술 후 식이 / 151
대장암의 예방 / 178
대장암의 육안형 분류 / 71
대장암의 일반적인 증상 / 31
대장암의 재발 / 142
대장암의 증상 / 31
대장암의 진단 / 41
대장암의 진행정도에 따른 증상 / 37
대장암의 항암요법 / 121

대장암이란 / 22
대장 용종과 치료 / 60
대장 용종의 분류 / 60
대장 용종의 진단 / 62
대장의 구조와 기능 / 19
대장의 절제 / 83
대장정결제(관장약) / 49
대장조영술 / 14
대증요법(대증치료) / 146
듀크 분류에 따른 병기 / 79
드노보암 / 22

▶ ㄹ
로봇수술 / 112
림프절 전이 / 78
림프절의 절제 / 86
림프행성 전이 / 143

▶ ㅁ
말기암 환자의 통보 / 211
말기암의 치료 / 210
문합부 누출 / 117

▶ ㅂ
방사선 치료 방법 / 98
방사선 치료 후 부작용 / 131
방사선 치료 순서 / 98
방사선 치료 시 주의사항 / 99
방사선 치료의 적응증 / 95
방사선 치료 / 99
배뇨장애 및 성기능 장애 / 118
배변 습관의 변화 / 119
벽 침윤도 / 76
변비나 설사 / 34
병기분류 / 78
병기에 따른 5년 생존율 / 82
병기에 따른 치료방법 / 81
보조적 항암치료 / 123
복강경 대장암수술 / 108
복강경 대장암수술 결과 / 111
복강경용 카메라 / 109
복막전이 / 149
복통 / 33
복회음절제술 / 106
분자교정(비타민)요법에 의한 암 치료 / 167
분절운동 / 20
비종양성 용종 / 61
뼈전이 / 150

▶ ㅅ

3대 골든 타임 / 179
샘암(선암) / 22
생활습관과 환경요인 / 178
선별검사 / 42
선종 진행암 / 22
선종성 용종(폴립) / 26
선종이 암으로 변하는 과정 / 23
선행적 약물치료 / 123
센티그레이 / 100
수면내시경 / 50
수술 후 재발부위와 검사 방법 / 138
수술 후 추적 검사 / 134
수술 후 추적검사의 검사 항목 / 134
수술환자의 영양관리 / 151
스텐트삽입술 / 93
심상(이미지) 치료 / 201

▶ ㅇ

악성림프종 / 22
암 수술 후 영양관리 / 154
암을 예방하는 식생활 / 182
암학회 권장 사항 / 180
암환자와 육류 / 188
암환사의 운동 / 190

암환자의 정신적 의지 / 197
양전자방출 단층촬영(PET) 검사 / 56
연동운동 / 20
염증성(inflammatory)용종 / 62
염증성 장질환 / 28
영구 장루 / 171
올가미 용종절제술(Snare polypectomy) / 64
완화의학 / 211
용종 절제 후 과정 / 67
우반결장절제술 / 85
우측 대장암의 수술 / 84
유암종(칼시노이드) / 22
유전적 소인 / 26
이미지요법 / 205
이완 심상치료 / 202
일시적 장루 / 171
입원에서 퇴원 / 87
입원치료 / 217

▶ ㅈ

자기공명영상(MRI) 검사 / 55
잠혈 / 32
장루관리 / 169
장루를 만드는 경우 / 169
장루의 관리 / 173

장루의 위치에 따라 / 171
장루의 종류 / 171
장루환자의 일상생활 / 175
장폐색 / 117
재발 대장암의 치료 / 140
저위전방절제술 / 104
전방절제술 / 103
전산화 단층촬영(CT) 가상내시경 / 54
전산화 단층촬영(CT) 검사 / 53
전신항암요법 / 148
전이 / 140
점막암 / 76
점막하층암 / 76
점혈변 / 32
정기적인 건강검진 / 193
조기대장암의 치료 / 73
종양성 용종 / 61
종양표지자 검사 / 45
좌반결장절제술 / 85
증상치료 / 216
증식성 용종 / 61
직장수지검사 / 45
직장암의 방사선 치료 / 96
직장암의 수술 / 101
직장절제술 증후군 / 103

진단검사 / 42

▶ ㅊ

초음파검사 / 136
초저위 전방 절제술 / 105
추가 장절제를 요하는 조기 대장암 / 72
출혈 / 32

▶ ㅋ

칼 사이먼튼 / 196
크론병 / 29

▶ ㅌ

통증치료 / 216

▶ ㅍ

파종성 전이 / 143
폐색성 대장암의 치료 / 92
폐전이 / 149
폐합병증 / 116
포트(투관침) / 108
플라시보 효과 / 197

▶ ㅎ

하행결장의 수술 / 84
항문 주위의 통증 / 120
항암제 부작용 시 영양관리 / 166
항암제의 종류 / 123
항암치료의 부작용 / 127
항암투여 시 영양관리 / 163
항암화학요법 / 215
항암화학요법 기간 / 126
혈변 / 32
혈변이 나올 경우 의심 질환 / 40
혈행성 전이 / 143
회장루 / 171
횡행 결장루 / 172
횡행결장부분절제술 / 85
횡행결장의 수술 / 84

▶ S

S상결장검사 / 48
S상 결장루 / 172
S상 결장의 수술 / 84
S상결장절제술 / 85

▶ T

TNM 분류에 의한 병기 / 79